U0198160

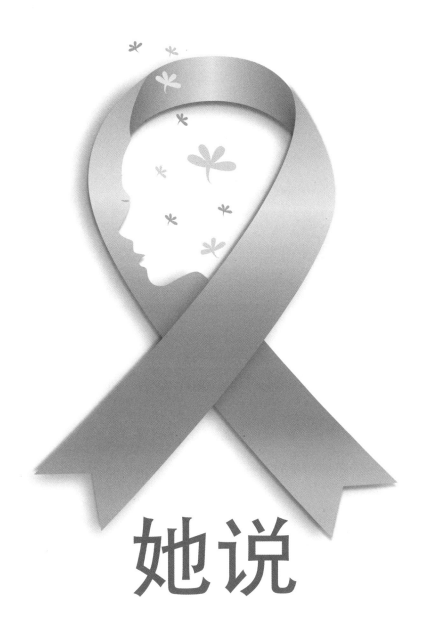

# 她说

菠 | 萝 | 解 | 密 | 乳 | 腺 | 癌

李治中 著

清华大学出版社
北京

**图书在版编目（CIP）数据**

她说：菠萝解密乳腺癌 / 李治中著. — 北京：清华大学出版社，2019（2025.1 重印）
ISBN 978-7-302-51275-2

Ⅰ. ①她… Ⅱ. ①李… Ⅲ. ①乳腺癌－防治－普及读物 Ⅳ. ①R737.9-49

中国版本图书馆CIP数据核字（2018）第216648号

责任编辑：胡洪涛　王　华
封面设计：于　芳
责任校对：王淑云
责任印制：宋　林

出版发行：清华大学出版社
　　　　　网　　址：https://www.tup.com.cn，https://www.wqxuetang.com
　　　　　地　　址：北京清华大学学研大厦A座　　　邮　　编：100084
　　　　　社 总 机：010-83470000　　　　　　邮　　购：010-62786544
　　　　　投稿与读者服务：010-62776969，c-service@tup.tsinghua.edu.cn
　　　　　质量反馈：010-62772015，zhiliang@tup.tsinghua.edu.cn
印 装 者：涿州汇美亿浓印刷有限公司
经　　销：全国新华书店
开　　本：165mm×235mm　　印　　张：13　　字　　数：209千字
版　　次：2019年3月第1版　　　　　　印　　次：2025年1月第11次印刷
定　　价：49.00元

产品编号：080871-01

# 序　言

众所周知，乳腺癌是世界范围内女性最常见的恶性肿瘤，而且随着经济发展，乳腺癌发生率呈现上升趋势，我国乳腺癌发病率以每年 3.9% 的速度增长。虽然乳腺癌很常见，但整体死亡率相对其他恶性肿瘤比如肺癌、肠癌、胃癌等并不高，美国的数据是女性乳腺癌的整体 5 年生存率高达 90%。

2018 年发表的 CONCORD-3 研究显示，我国乳腺癌 5 年生存率达到了 83.2%，但我们不能掉以轻心，因为调查人口仅占总人口的 2.3%，且大部分来自城市地区，欠发达地区情况不容乐观，我国乳腺癌的整体 5 年生存率仍与发达国家存在显著差距。

究其原因，一个重要因素是国内大众对乳腺癌意识不足和筛查不足，数据显示，即使在北京也只有 5.2% 的新发乳腺癌患者是通过筛查发现的。

提高公众乳腺癌防治意识的主要途径是科普宣传，癌症科普大咖李治中（菠萝）博士，近些年来一直坚持致力于癌症科学知识的传播，他的科普深入浅出，风趣幽默，易于被公众接受，消除了很多人对癌症的恐慌，也让很多患者及家属少走弯路。

介绍乳腺癌的科普书市面上不少，但真正写得清楚，能让读者喜欢的不多，治中的《她说：菠萝解密乳腺癌》比较系统全面地介绍了乳腺癌的起因、预防、筛查、前沿疗法以及饮食指南、心理康复等，这些知识专业、靠谱，这本书像他的其他书一样有料、有趣、有温度。

相信这本书能在一定程度上提升广大读者的乳腺癌防治意识，也相信这本书能让患者及家属进一步理性面对乳腺癌、树立战胜疾病的信心。

向大家推荐此书！

徐兵河

主任医师，教授，博士生 / 博士后导师

国家癌症中心 / 中国医学科学院、北京协和医学院肿瘤医院内科主任

中国抗癌协会乳腺癌专业委员会第七届主任委员

北京乳腺病防治学会理事长

北京肿瘤学会副理事长兼秘书长

国家肿瘤质控中心乳腺癌专家委员会主任委员

国家癌症中心"中国乳腺癌筛查与早诊早治指南"专家委员会主任委员

St.Gallen 早期乳腺癌治疗国际共识专家团成员

晚期乳腺癌治疗国际共识指南专家团成员

# 前　言

有三个问题，经常有人问我：

1. 你为什么选择做癌症新药研究？

2. 你为什么坚持不懈做科普？

3. 你为什么字里行间充满人文气息？

凡事都有原因。其实，三个问题的核心答案都是一个：在我大四那年，我妈妈突然被诊断为乳腺癌，彻底改变了我的人生轨迹。

我成了一名癌症患者家属。

这绝对不是一个好的经历。那段时间我们一家遇到的各种挑战，成为我未来所有选择的基础。

回答第一个问题：我为什么选择做癌症新药研究？

因为在我妈妈生病过程中，我意识到我们对癌症的理解是多么肤浅，好的抗癌药又如此缺乏。即使进入 21 世纪，我们"最好的"选择却依然是全乳切除手术＋化疗。我永远都记得妈妈手术后接受化疗时候的痛苦。粥都无法下咽，用生不如死来形容并不为过。

所以，我选择去生物医学研究最领先的美国留学，在杜克大学专攻癌症生物学。在做了 5 年基础科研后，我又在诺华做了 8 年的转化医学和新药开发。我试图从各个角度学习最新的关于癌症的知识，也尽自己最大的努力对癌症前沿研究做点贡献。

回答第二个问题：我为什么坚持不懈做科普？

因为我永远记得妈妈患癌后，全家发蒙的状态。

虽然我在清华学的是生物学专业，但在那之前，我对乳腺癌一无所知。既不知道多少人生病，也不知道治疗方法是什么，更不知道乳腺癌居然还能分为几类，每一类的治疗方法都不同。

医生没时间和我们讲解细节，上网也不知道去哪里找信息。我个人经历了所有癌症家属都会经历的恐慌和迷茫，经历了看到亲人接受化疗时候的痛苦，也经历了面临各种偏方时候的困难抉择。

我做科普的目的，就是要帮助和我当年一样的人。我希望通过自己 10 多年的专业积累，把准确的专业信息用老百姓都能明白的语言进行解释，帮助大家消除恐慌，少走弯路，不再迷茫。

回答第三个问题：我为什么字里行间充满人文气息？

很多读者都说我写的科普和市面上的癌症科普书很不一样。我强调科学，但同时也有很深的人文关怀。

实话实说，这一点其实我自己并没有意识到。但回头想想也不奇怪，因为我具有双重身份，既是癌症科研工作者，也是曾经的癌症患者家属。在我写科普的时候，我是置身事外的科学家，希望把好的知识传递给大家，同时，我是感同身受的患者家属，希望安抚正在经历我们一家曾经历过的那些事的人。

患者不是一个冷冰冰的研究对象，家属也不是纯靠逻辑算法做决定的机器。他们从科普中需要的，不仅是简单的数据，还有对他们的关心，以及看到未来的希望。

有温度的科普，是我写每一篇文章都希望实现的目标。

我已经写过两本综合性的癌症科普书：《癌症·真相》和《癌症·新知》，受到了不少关注和鼓励，也解决了不少人的疑惑。

我一直在想，下一本书写什么？ 今年我想明白了，要针对不同癌症种类写一套更加细致的科普手册。

以往的两本书更多的是向大家介绍很多基础的概念，澄清一些常见误区。但具体到某一种癌症，往往谈得不够深刻，无法满足求知欲强的患者和家属的需求。所以，我写了《深呼吸：菠萝解密肺癌》，随后，我就写了这本书。

本书的题目叫《她说：菠萝解密乳腺癌》，之所以主书名叫"她说"，是因为"她"契合本书乳腺癌的主题；同时，"她"的英文是"HER"，而 HER2 蛋白是乳腺癌分类的一个重要标志物，HER2 阴性和 HER2 阳性乳腺癌的预后和治疗方案都截然不同，我希望更多人能理解这个概念。

在本书中，我会通过文字和图片配合，详细介绍乳腺癌的基础生物学、预防筛查方式、前沿治疗手段、康复和心理调整等全方位知识。

我最大的愿望就是，大家读完这本书后，不需要再经历我大四时候的迷茫。

# 目　录

# 基础篇

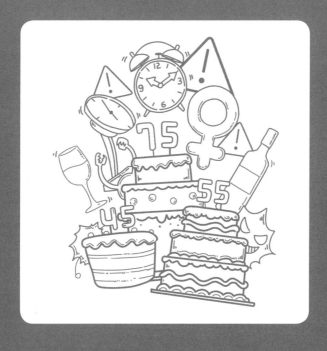

# 为什么年轻人罹患乳腺癌特别多？

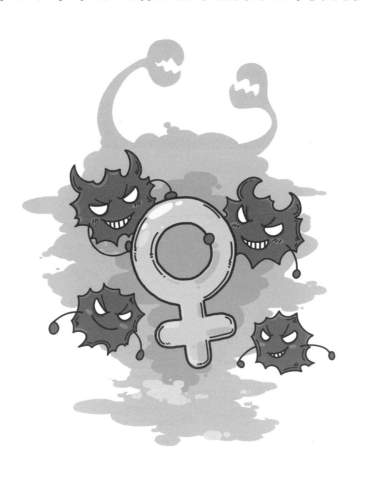

## 中青年女性癌症发病率高于同龄男性

通常，我们说男性癌症发病率高于女性。

确实，从统计上来看，男性的患癌比例是略高于女性的，比如，美国最新数据显示，42% 的男性和 37% 的女性，一生中都会至少患一种癌症。

几乎所有主流癌症类型，男性发病率都高于女性。这背后的原因是复杂的，既有先天因素，比如男女激素区别，生长激素更旺盛的人患癌概率更高，同时也有后天因素，比如男性吸烟、喝酒比例远比女性高。

但如果仔细看男性和女性的癌症整体发病率曲线（图 1），大家会发现一个特别的现象，那就是两条曲线有交叉：虽然 55 岁以后，男性发病率就显著高于女性，但在 30~55 岁之间，也就是中青年时，女性是显著高于男性的，这是为什么？

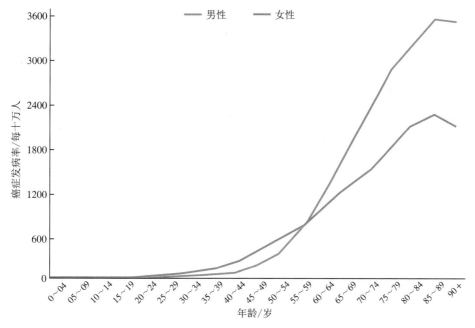

图 1　男性和女性的癌症整体发病率曲线

其实原因很简单，就是因为女性中乳腺癌患者很多，而且发病比较早。

无论中美，乳腺癌都是女性最常见的癌症类型。

2015 年，中国有 430 万新增癌症患者，其中女性占 178 万，而女性中高达 15% 都是乳腺癌，每年 27 万，而且数量在不断增加。

乳腺癌之所以特别受人关注，是因为它不止多，而且患者经常挺年轻。

在中国主要的癌症肿瘤类型中，相对肺癌、结直肠癌、前列腺癌、胃癌等，乳腺癌的平均发病年龄是最小的。

在美国，乳腺癌的平均诊断年龄是 62 岁，但这个数字目前在中国要大大提前。中国诊断为乳腺癌的平均年龄为 50 岁左右，比西方女性要年轻接近 10 岁。

事实上，乳腺癌是年轻人中的第一大癌症，占了所有 40 岁以下患者的20%，每年全世界有高达 20 万年轻女性被诊断出乳腺癌（图 2）。

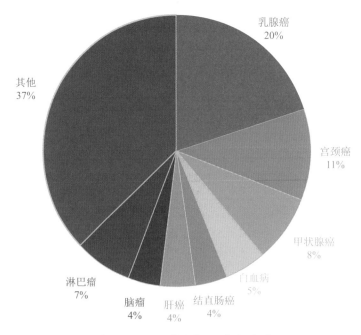

图 2　20~39 岁年轻人癌症图谱

好消息是，虽然乳腺癌很常见，但死亡率并不高。美国数据显示女性乳腺癌的整体 5 年生存率高达 90%。

在中国，乳腺癌生存率也很高，超过 80%。它虽是女性最常见类型，但因此去世的人数却排在肺癌、胃癌、食管癌、肝癌、结直肠癌之后。虽然我们都听说过姚贝娜、陈晓旭、阿桑等明星因病去世的消息，但事实上，有更多的患者是能被临床治愈的，只是实在太常见，缺乏噱头而没有报道罢了。

乳腺癌虽然在中国和欧美生存率都不错，但也有做得很不好的国家。比如，西非年轻乳腺癌患者的死亡率高达48%（欧美不到10%）!

造成这种区别的因素是综合性的，包括筛查、诊断到治疗。更早地发现、确诊，更好、更个性化的治疗方法，都是提升乳腺癌生存率的重要法宝。

**乳房结构与其中细胞**

乳房是个复杂的器官，内部有各种细胞和结构，包括肌肉、脂肪、结缔组织、血管、乳腺腺体等（图3）。和其他肿瘤一样，乳腺癌也是自身细胞积累基因突变，并逃脱免疫系统监管后失控生长的产物。

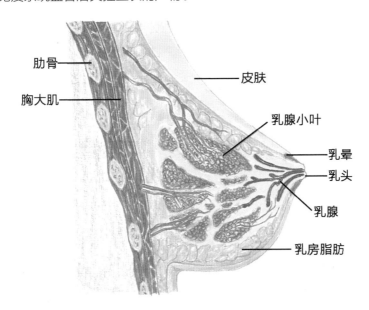

肋骨
胸大肌
皮肤
乳腺小叶
乳晕
乳头
乳腺
乳房脂肪

图 3　乳房的结构

乳房中任何细胞都会癌变吗？

不是的。

几乎所有的乳腺癌都来自乳腺导管和腺泡的上皮细胞，而不是其他细胞。比如，乳房中很多的脂肪细胞，就极少会癌变。了解了这个，你就会明白为什么并不是乳房越大，患乳腺癌风险就会越高，如果主要是脂肪，并不会有更大危险（详见后文《乳腺癌的患病因素有哪些？》）。

**男性也会患乳腺癌**

乳腺癌是分类最清楚，也是最复杂的癌症类型之一，是精准医疗的典范。

比如，从细胞转移程度来看，有从手术就可治愈的早期原位癌，也有需要化疗等综合手段的浸润性癌症。

从原发位置来看，有来自乳腺小叶的小叶癌，也有来自输乳管的乳管癌。

从是否表达 HER2 蛋白表达来分，有 HER2 阳性亚型，也有 HER2 阴性亚型。

所以，当被诊断乳腺癌的时候，首先就得了解具体亚型，因为不同乳腺癌的治疗是完全不同的（详见后文《乳腺癌怎么分类？》）。

虽然 99% 的乳腺癌患者都是女性，但男性患者也是有的。据估计，中国一

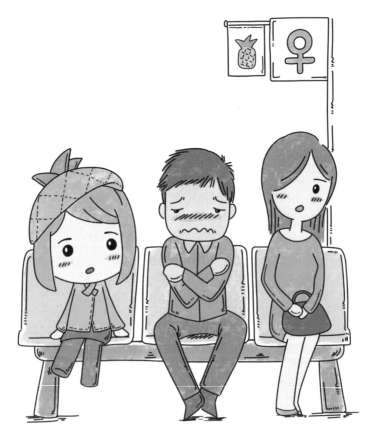

男性也有乳腺，也会患乳腺癌

年有大约 4000 名男性乳腺癌患者。

你可能要问，男性没有乳房，为什么会得乳腺癌？

答案很简单，男性虽然通常没有明显的乳房（其实不少人有，有的还不小……），但 100% 都有乳腺组织，有能够癌变的上皮细胞。

在进化中，男女的结构没有那么大的差异，主要的区别来自生长时期的激素。对于男性，青春期没有激素刺激乳房发育，因此乳腺组织长期很低调地趴在胸口。

但无论如何，乳腺细胞还是有的，它们虽然没啥功能，但在极少数时候，却有可能恶化。

男性患乳腺癌很罕见，通常发生都是因为一些特殊原因。比如激素分泌失调、雌激素过多，或者先天携带致癌突变。

后者特别值得重视。在男性乳腺癌患者中，很高比例的人携带遗传性基因突变，比如 BRCA1 或者 BRCA2 基因突变。如果直系亲属中有男性乳腺癌患者，大家应该考虑做遗传基因检测，了解自己是否有较高的患癌风险。

好了，这里先开个头，在后续的 20 余篇文章中，菠萝会系统性地介绍乳腺癌，包括它的发病机制、预防检测手段、精准治疗方法、康复期注意事项等。希望帮助大家了解疾病，不再恐慌。

致敬生命！

**小结**

- 就癌症整体而言，男性发病率高于女性。但在 30~55 岁之间，女性是显著高于男性的，因为乳腺癌高发期较早。
- 女性癌症患者中 15% 都是乳腺癌，每年全世界有高达 20 万年轻女性被诊断出乳腺癌。
- 乳房中的脂肪细胞极少会癌变。所以并不是乳房越大，患癌风险就会越高。

# 为什么老有明星因乳腺癌去世？

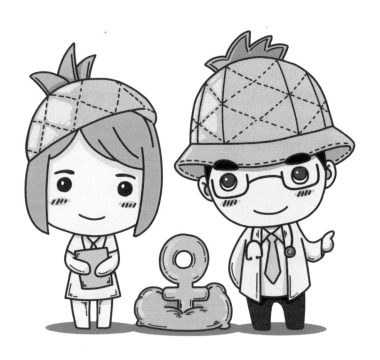

每天很多女性，包括年轻女性，都会被乳腺癌的诊断而被震惊："天哪，我居然被查出乳腺癌？！到底能活多久？"

我们似乎总能听到明星患乳腺癌并且离开的新闻。比如 87 版电视连续剧《红楼梦》中"黛玉"扮演者陈晓旭（41 岁）、歌手姚贝娜（33 岁）、歌手阿桑（34 岁）、歌唱演员叶凡（37 岁）、日本艺人小林麻央（34 岁），还有最近的《樱桃小丸子》作者樱桃子（53 岁）。

这些人不仅是名人，而且去世的时候还都很年轻。

不是说乳腺癌的生存率很高，接近 90% 吗？为什么还有如此多的名人年纪轻轻就得乳腺癌去世了呢？

"整体生存率很高"和"老是听到名人去世的新闻"这种矛盾的背后，有三个重要原因。

**第一，不同类型乳腺癌患者生存率有差异。**

首先，可以肯定的是，无论中国还是美国，乳腺癌的整体 5 年生存率都是很高的。在美国是 90.2%，在中国，这个比例稍低，是 83.2%，但也不算差，事实上，乳腺癌是中国生存率最高的癌症类型之一。

但如果细分一下，大家会知道乳腺癌之所以整体治疗效果好，是因为通常发现比较早，患者中癌症早期和中期比例高。这些患者发现癌症后如果尽早手术，加上放疗及药物配合，很多人都有治愈的机会，因此整体生存率高。而晚期乳腺癌的生存率就相对要低很多，根据美国癌症协会的数据，最晚期乳腺癌的 5 年生存率也只有 20%（表 1）。所以，如果名人患癌的时候是晚期，风险还是比较高的。

**表 1　乳腺癌分期与 5 年生存率**

| 乳腺癌分期 | 5 年生存率 |
| --- | --- |
| 0 | 100% |
| 1 | 100% |
| IIA | 92% |
| IIB | 81% |
| IIIA | 67% |
| IIIB | 54% |
| IV | 20% |

从这个角度看，乳腺癌的年轻化趋势也不一定都是坏事，因为有些年轻的乳腺癌患者是因为早期筛查水平提高而被发现的。对于这些人，由于没有症状，以往只是在不知不觉中等待癌细胞的进一步恶化。现在，由于技术提高了，更早地发现了早期的肿瘤，包括治愈率接近 100% 的原位癌，因此相当于提前排雷了，治疗效果大大提高。

除了分期，不同乳腺癌亚型的生存率也不同。

根据癌细胞表面表达的蛋白分子，乳腺癌主要可以简单分为激素受体阳性、HER2 阳性以及三阴性这样几种（少数有激素受体和 HER2 同时阳性的情况）。

整体而言，激素受体阳性和 HER2 阳性乳腺癌有比较好的靶向药物，而三阴性的治疗还是以化疗为主，因此后者的治疗效果和生存率目前是最差的。

**第二，好事不出门，坏事传千里。**

惨的故事总是更容易引起人的共鸣和同情，也更容易传播。无论是国外的罗

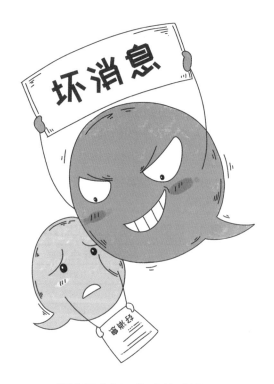

**好事不出门，坏事传千里**

密欧与朱丽叶，还是中国的梁山伯和祝英台，都是一样的。毕竟，与从头到尾一帆风顺，让人羡慕嫉妒的爱情相比，红颜薄命、劳燕分飞更让人印象深刻，这就是所谓的"悲剧效应"。

放到乳腺癌这里，也是一样。其实有很多治疗效果很好的乳腺癌名人患者，只不过大家都没什么印象。

随便举几个例子。

宋美龄查出乳腺癌后，做了手术，几年后复发，再次手术，然后她一直活到了 106 岁。

香港艺人汪明荃，2002 年发现乳房有肿瘤，及时做了手术切除，如今过着后中年少女的生活，2018 年 6 月开了"汪明荃 50 周年演唱会"，7 月与罗家英到俄罗斯看世界杯，8 月 28 日在微博上庆祝自己的生日！

国外也有，秀兰・邓波儿，42 岁时查出乳腺癌，做了手术切除，然后一直活到了 85 岁。

这些都是满满的正能量。

我绝对相信还有更多治愈的名人乳腺癌患者，只不过她们没有公开，大家不知道罢了。疾病面前，人人平等，名人不会运气更好，但肯定也不会更倒霉。

**第三，有的明星不愿意接受规范治疗。**

按照逻辑，明星的整体治疗效果应该更好，因为对她们而言，治疗费用不是问题，只要愿意接受正规治疗，用上最好的药，机会应该比老百姓更好。

但是，一些明星因为种种原因，不愿意接受标准疗法，而寻求"替代疗法"，最后结果也比较遗憾。

最著名的例子就是"黛玉"陈晓旭。她在发现乳腺癌后，不愿意接受手术治疗，而采取了佛系态度，直接遁入空门，结果一年左右就去世了。自己生命自己做主，个人选择无法反驳。但无论站在专业的角度，还是站在粉丝的角度，陈晓旭在被诊断乳腺癌后直接放弃治疗，短短时间就去世，是非常令人惋惜的。

诚然，标准疗法并不完美，不能治愈所有的患者，或者副作用还挺大的，但是，这并不代表任何替代疗法更好。事实上，最近欧美对几百位癌症患者进行研究后发现，如果患者彻底放弃标准治疗，而选择各种各样的替代疗法，整体生存期是明显缩短的。

有些非现代医学的方法，包括按摩、针灸，或许可以帮助患者缓解不适，包括某些化疗副作用，但它们更多是在调理患者状态，并不能直接对抗癌细胞，不能指望单独靠它们就能治好癌症。我身边即使接受传统医学训练的中医，也是认可这个理念的。

总之，我们谈到乳腺癌的时候，没有必要恐慌，它的整体生存率是很高的，但具体情况需要具体分析，无论分期还是分型，都会对预后有影响。

癌症的治疗越来越强调精准。每个人情况都不太相同，大家可以在标准治疗基础上，配合一些自己的选择，无论是补充治疗、宗教信仰，还是饮食调养。但请一定先相信科学，不要轻信身边或者网络上的谣言。无论个例说得再天花乱坠，也和你没有关系。

无数血泪教训告诉我们，相信隔壁老王，结果通常都不好。

> **小结**
> - 不同类型、不同阶段乳腺癌患者生存率有差异，整体而言，癌症晚期比早期生存率差，三阴性比其他亚型更差。
> - 媒体时代，大家更容易听到治疗失败的新闻，因为治好的人太多了，没有新闻点。
> - 如果癌症患者放弃正规治疗，生存期通常要大打折扣。

# 乳腺癌的患病因素有哪些?

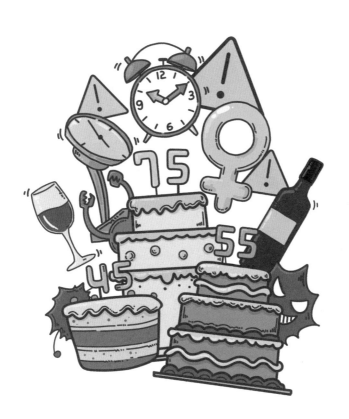

**最大的两个风险因素**

乳腺癌第一大风险因素是什么？

是当女人！

99% 乳腺癌患者都是女性，所以要躲避乳腺癌，最好的办法就是当个男的。

乳腺癌第二大风险因素是什么？

是变老！

和绝大多数癌症一样，乳腺癌随着年龄增加，发病率逐步提高（图 4）。吃个仙丹，永葆青春是个防癌的好办法。

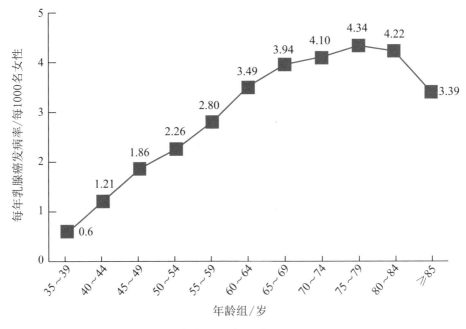

图 4　乳腺癌发病率随着年龄增加曲线

这两个因素听起来很搞笑，但从科学统计上而言，确实如此。

从中还可以得出一个明确推论：随着中国女性人口老龄化，乳腺癌人数肯定会越来越多。

**其他风险因素**

除了刚才说的两个因素，乳腺癌还有哪些明确的风险因素呢？

大致可以分为先天因素和后天因素。

先聊聊先天因素。

**第一是激素水平。**

多数乳腺癌细胞生长依赖雌激素。研究表明，女性一生中受雌激素影响时间越长，发病可能性就会越高。月经初潮早（12 岁以前），闭经晚（55 岁以后），没有分娩经历，没有母乳喂养经历等都会让女性受到更高水平的雌激素影响，因此，统计上来讲这些都会增加乳腺癌风险。

**第二是遗传基因。**

一些先天基因突变会增加乳腺癌发病率，其中最主要的就是 BRCA1 和 BRCA2 这两个基因。如果携带 BRCA1/2 突变，乳腺癌发病概率会增加几十倍，甚至上百倍。好莱坞女星朱莉就是因为不幸从妈妈那里遗传了 BRCA1 突变，而不到 40 岁就预防性切除了乳腺和卵巢。

**第三是乳腺致密程度。**

这一点绝大多数人都不知道。研究发现，致密型乳腺患癌概率更高。这不是摸起来的感觉，而是指医学影像中的特征。通常，脂肪越少，腺体越多的乳房，致密度越高。

图 5 中，从左到右，致密程度逐渐增加。最左边乳腺含大量脂肪，致密度最低，因此影像上有很多看似透明的区域；而最右边则几乎全是腺体，致密度非常高。

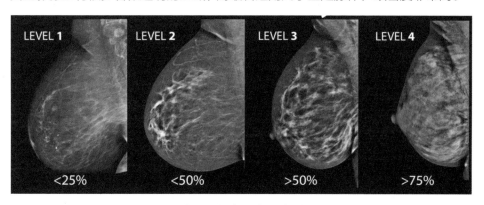

图 5　乳腺致密程度图

所以，并不是简单的罩杯大就容易得乳腺癌。如果是脂肪为主，那么风险并不会增加。

为什么致密乳腺发病率更高？目前还不完全清楚，但可能和乳腺癌来源有关。前面提到过，乳腺癌通常来自乳腺导管和腺泡的上皮细胞，而不是脂肪细胞。因此，含腺体多的致密型乳腺，或许有更多可能癌变的细胞。

致密性乳腺还带来另一个麻烦，就是使得 X 射线难以检测出肿瘤，这导致筛查难度增加，容易耽误早期干预机会。

相对欧美来讲，中国女性致密型乳腺比较多，因此要特别注意，筛查需要加上不同项目，同时尽量避开其他生活方式带来的致癌风险。

下面再讲讲后天因素，也就是生活方式带来的乳腺癌风险。下面三点是研究最多，也是最应该避免的。

**第一是喝酒。**

16% 的女性乳腺癌是喝酒导致的。

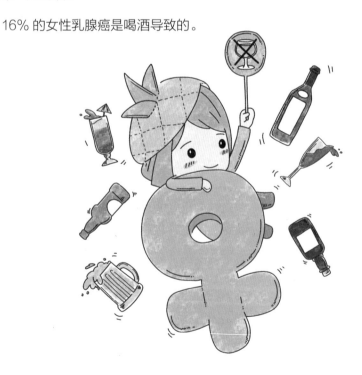

**女性尽量别喝酒**

世界卫生组织早就把所有含酒精的饮品，无论红酒、白酒还是啤酒，都列为一级致癌物。因为酒精进入体内会被代谢成为乙醛，而乙醛能引起细胞内 DNA 不可逆的突变，从而导致癌变。中国社会最大的谎言之一，就是每天靠电视广告狂给人洗脑的所谓"养生酒"。

红酒特别值得一提。很多女性开始喝红酒，是因为听说它可能降低心血管疾病风险，这其实是有争议的。但没有争议的是，红酒对女性是确定致癌因素！2017 年对超过 1200 万名女性的数据分析后发现，即使每天只喝一小杯酒，女性乳腺癌概率也会显著增加。

所以，如果女性想要防癌，官方推荐很简单直接：最好别喝酒，实在不行也尽量少喝酒。

**第二是肥胖。**

由于高热量食物的流行，全世界范围内，肥胖都成了越来越大的社会问题。

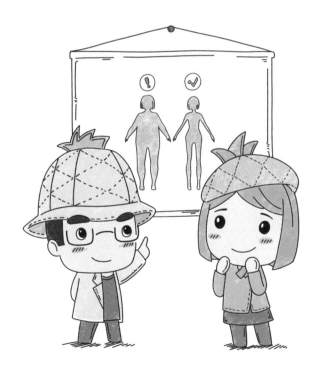

**苗条是为了健康**

超重会带来很多健康风险，包括心血管疾病、糖尿病、骨关节炎，也包括乳腺癌。

体重增加会显著增加乳腺癌风险。研究显示，超重或肥胖的中老年女性，乳腺癌发病率会增加30%~60%。因此，对于绝经后的女性来说，体重需要好好控制。

为什么肥胖会增加罹患乳腺癌风险呢？目前认为有两个可能原因。其一，脂肪细胞中含有芳香化酶，能把女性肾上腺分泌的雄激素转化为雌激素。前面说了，雌激素水平高会增加乳腺癌风险。其二，肥胖人体内通常胰岛素水平比较高，这和乳腺癌发病率也是正相关的。

**第三是经常熬夜或上夜班。**

我们都知道熬夜对身体不好，但可能很少人知道熬夜会致癌。早在 2007 年，国际癌症研究机构（International Agency for Research on Cancer, IARC）已经把"熬夜倒班"定义为 2A 类致癌因素。有两项大规模的独立研究都发现，

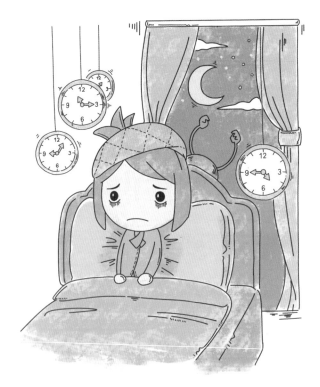

**经常倒时差不好**

经常需要值夜班的护士，罹患乳腺癌的概率比普通人群更高。另一项研究发现，经常需要倒时差的空姐，罹患乳腺癌概率也有所提高。

注意：这里不是说"晚睡晚起"不如"早睡早起"，而是说频繁改变生活和睡眠节奏，导致生物钟紊乱，这有害于健康。如果有规律地晚睡晚起，也比不断改变要好得多。

**如何降低患病风险**

说了这么多增加乳腺癌风险的因素，那么有什么办法能降低风险吗？

当然有。

下面两点是有明确数据支持的。

**第一是锻炼。**

2017 年，通过分析 144 万人的大数据，发现锻炼能显著降低至少 13 种癌症的发病率，其中就包括乳腺癌（图 6）。而且即使对肥胖的人，锻炼依然有防癌的效果！

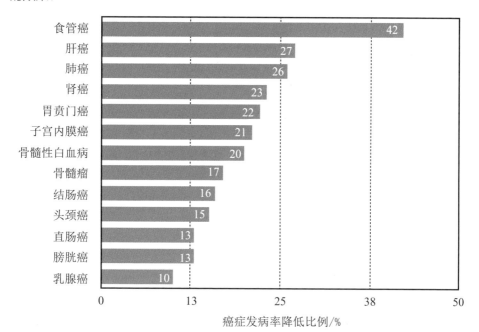

图 6　长期锻炼可使癌症发病率降低

专家通常推荐每天 30~60 分钟的运动和锻炼时间。要想防癌，运动量很重要，什么锻炼方式不那么重要，而且也不需要剧烈运动。跑步、球类、太极拳、广场舞……选一种喜欢的、适合自己的运动，坚持下来就很好。

**第二是多吃蔬菜和水果。**

通过对 10 多项研究结果的综合分析，科学家发现女性多吃蔬菜，或者多吃水果都能稍微降低一些乳腺癌发生率。但防癌效果最好的，是蔬菜和水果都多吃的群体。

多吃蔬菜水果不止能防癌，还能降低心血管疾病、中风和很多其他慢性疾病的风险。因此实在没有道理不照做。

《中国居民膳食指南》推荐大家每天摄入 300~500g 蔬菜，其中深色蔬菜占 1/2。同时天天吃水果，保证每天摄入 200~350g 新鲜水果。注意：不能用果汁代替，因为它缺了一些重要成分，比如纤维。

总结一下，乳腺癌的风险因素是很多的，既有先天因素也有后天因素。先天因素我们改变不了，但良好的生活习惯是可以选择的。不抽烟、不喝酒、不熬夜、多锻炼、多吃蔬菜水果，等等，都能有效地降低每个人乳腺癌的发生概率。

希望大家了解疾病，不再恐慌。

> **小结**
> - 岁数越大，罹患乳腺癌概率越高。随着中国女性人口老龄化，乳腺癌患者数肯定会越来越多。
> - 激素水平、遗传基因和乳腺致密程度是主要的先天风险因素。
> - 喝酒、肥胖和作息不规律是主要的后天风险因素。

# 哪些食物可能含有雌激素？

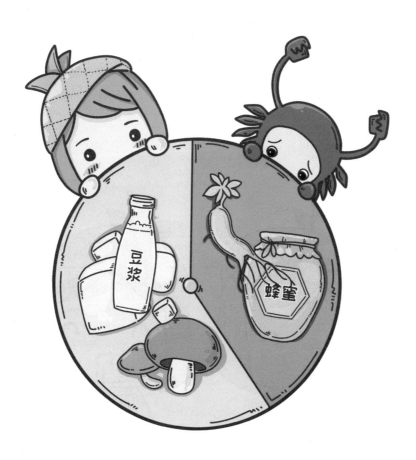

注：本文共同作者为张洪涛（一节生姜）。

X 她说：菠萝解密乳腺癌

前面说了，长期雌激素水平过高可能增加罹患乳腺癌风险，也可能刺激已有乳腺癌细胞的生长。

因此，无论是健康人还是患者，大家都特别关心两个问题：

1. 什么食物含雌激素多，应该少吃？
2. 什么食物能抑制体内雌激素，应该多吃？

## 豆浆能不能喝

说起含雌激素的食物，很多人的第一反应就是豆浆。

确实，网上有大量文章说豆浆含有雌激素，因此女性不能多喝。甚至国内一些医生也推荐乳腺癌患者不喝豆浆，以防万一。

但这并不是专家的共识。不仅美国根本没有这个说法，当我咨询北上广顶尖三甲肿瘤医院的医生时，他们也都表示没听说豆浆有问题。所以，这只是个坊间传言。

那么为什么会有这种传言出现呢？

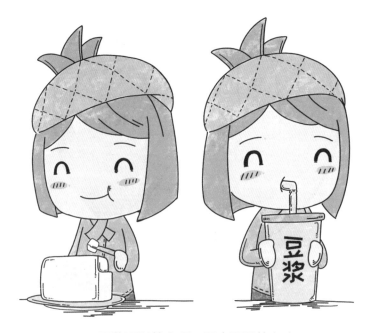

豆浆可以放心喝，豆腐可以放心吃

豆制品之所以被人质疑，是因为大豆中含有一种物质叫异黄酮，它的化学结构和人体雌激素接近，因此被称为植物雌激素。

关键问题就是，异黄酮多了会不会起到人体激素的作用，甚至引起乳腺癌或者卵巢癌发生呢？这是个非常好的科学问题。

幸运的是，豆制品作为食物在世界各地都被广泛食用，所以不止中国人关心，全世界各个地方的人都很关心。因此，有大量研究数据来考察豆制品到底能否导致乳腺癌。

最近有几位研究者把横跨几大洲、几十个国家、几十年的研究结论综合了一下，得出了一致的结论：目前没有证据显示大豆制品会导致乳腺癌。

恰恰相反，食用大豆还有可能减少乳腺癌发生，尤其是在东方人和更年期妇女。比如，在日本的一个研究中发现，更年期妇女食用大豆制品（包括豆腐、豆浆等），乳腺癌的风险能减少30%。爱吃豆腐、爱喝豆浆的各位可以松一口气了。

吃女人豆腐不行，但女人可以多吃豆腐！

## 含雌激素的补品

到底哪些食物里有雌激素，比较危险呢？

首先大家要明白，直接含大量人类雌激素的食物几乎不存在，除非你天天吃胎盘。更多的情况是，食物中的某些东西具有类似人体雌激素的活性，或者能增强人体本身雌激素的水平。

目前通过科学研究，被质疑比较多的有蜂王浆、高丽人参、鹿茸等。没错，全是所谓的"高端补品"。看来人穷还有防乳腺癌的功能。

先说说蜂王浆。

蜂王浆在我们小时候，曾经流行一时，作为营养补品，人们都喜欢花钱给老人和孩子买。现在蜂王浆没那么火了，但还是有不少铁杆粉丝，估计是小时候吃得太多，"蜂王浆是好东西"这个印象已经深深植入脑海中。

但是粉丝们不知道，蜂王浆含有不少具有雌激素活性的物质！

没吃过蜂王浆的人以为它会像蜂蜜一样甜，吃过的人才知道味道是酸的。这酸味，来自蜂王浆里的大量脂肪酸。最近有研究发现，蜂王浆里的这些脂肪酸能增加人体雌激素活性！

蜂王浆对女性患癌影响有多大？现在还没有一个定论。但是在临床研究里已经观察到蜂王浆能够改变女性的更年期症状，说明它的影响并非只是杞人忧天。

2013年，重庆市肿瘤医院就收治过一名7岁的恶性乳腺癌患儿，居然是男童。据家长介绍，孩子从小因为身体不好，有长期服用蜂王浆等补品的历史。因此乳腺科主任推测，可能和激素过量有关。

这当然更像八卦故事，单单一个病例无法确定真正的原因。但无论如何，真没必要顶着风险去跟蜜蜂抢这酸酸的东西吃！

高丽人参和雌激素的关系也很有意思。

人参的主要成分叫"人参皂苷"，本身没有任何雌激素活性。问题出在那些附着在人参上的真菌。真菌代谢的时候，会产生一类化合物，叫霉菌毒素（mycotoxin）。如果人参没有被清洗干净，就可能带上这些霉菌毒素。

霉菌毒素有很多种，功能千差万别。

研究发现，有些霉菌毒素能增强雌激素功能。还有一些，比如玉米赤霉烯酮，长得本身就极像人体雌激素，能够直接结合雌激素受体，刺激乳腺癌细胞生长。

除了雌激素功能，另外一些霉菌毒素能诱发细胞基因突变而直接致癌。著名的黄曲霉毒素是肝癌发病诱因之一。它也是一种霉菌毒素。世界卫生组织已经把一些霉菌毒素（包括黄曲霉毒素），列为一类致癌物。

另一个值得一提的，是用来"滋阴"的一些中草药中也含雌激素活性。

比如，柴胡里的柴胡皂苷D、杜仲里的黄酮类化合物，在体外试验和动物试验中都能测到雌激素活性。从这一点上来看，柴胡、杜仲出现在用来调节妇女月经的《益经汤》中还真是有点道理的。

当然，无论疗效还是毒性，剂量都是关键。无论蜂王浆、高丽参，还是中草药，并非一点都不能吃，也不是说偶尔吃了就会致癌。只想告诉大家，任何东西，即使高级补品，都有一定风险，不是百利而无一害。大家都别胡乱吃，尤其是长期胡乱吃。

更何况，很多中国的"天然补品"其实一点都不天然。很多商家为了达到效果，壮阳的添加伟哥，滋阴的添加雌激素。关键在于，你不知道他加了多少。

所谓，"天然"负责宣传，"人工"负责疗效。一不小心，你就花了冤枉钱。

**抑制雌激素的食物**

那反过来，有没有天然抑制雌激素的食材呢？

还真有！

食物的成分如果能抑制正常雌激素在人体内的合成，就可能降低雌激素水平。芳香化酶，就是体内合成雌激素的重要催化酶。事实上，在乳腺癌治疗中，经常使用的来曲唑等抗雌激素药物，实际上就是芳香化酶的抑制剂。

有趣的是，在很多蘑菇里（香菇、双孢菇、褐菇、小褐菇等），都发现有芳香化酶的抑制物质！

重要的是，蘑菇里的这类抑制物有两个很好的特性，第一，耐热；第二，溶于水。这意味着它们能够经受住烹煮过程的考验，并在烹煮过程中，容易进入汤水。所以，如果蘑菇煮汤的话，一定要把汤也喝了。

韩国曾有研究发现，饮食中如果有比较多的蘑菇，更年期前患乳腺癌的风险显著降低（减少了 65%~70%）。理论上，卵巢癌也与雌激素有关，因此，适量

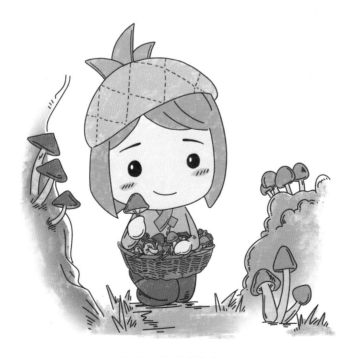

**适当吃点蘑菇挺好**

食用某些蘑菇，也有助于卵巢癌的预防。

当然，我一直强调，什么东西，不管多好，也应该适量。蘑菇再好，也别天天当饭吃。

记住，最健康的饮食，永远都是均衡的简单饮食！

**小结**
- 豆浆、豆腐等豆类制品不会增加乳腺癌风险，大家可以放心食用。
- 一些高端补品中可能含有增强雌激素的物质，一定要谨慎。
- 很多蘑菇里都有芳香化酶抑制物，可能调节激素水平，建议适量食用。

# 服用避孕药会导致乳腺癌吗？

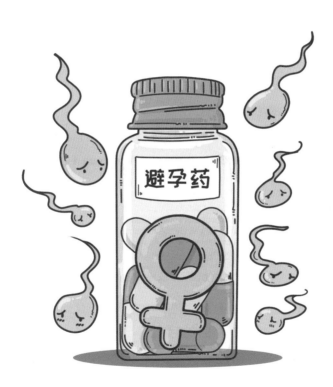

避孕药与患癌风险

对广大女性而言，各种避孕手段是伟大的发明，因为它们让性和怀孕分开了。最简单的避孕手段就是两种：安全套和口服避孕药。很多女性会倾向口服避孕药，有的人是因为安全套影响身体快感，也有的人是因为信不过男人，觉得还是把主动权掌握在自己手上比较好。

但与安全套相比，避孕药有两个问题值得讨论。

首先，安全套和避孕药并不完全一样。虽然它们都可以有效避孕，但是安全套还有个非常强大的功能，就是帮助抵挡各种性传播疾病，包括能引起艾滋病的HIV[①]和引起宫颈癌的元凶HPV[②]，等等。这个是避孕药替代不了的。所以，如果性伙伴来历不明，菠萝还是强烈建议使用安全套，避免中招。

其次，坊间有传闻，说如果长期使用避孕药，得乳腺癌的概率会提高。这是真的吗？

在一定程度上，这句话是真的，因为世界卫生组织2012年把主流的口服避孕药（混合激素型）直接列入了一类致癌物（图7）。

## Agents Classified by the *IARC Monographs*, Volumes 1–122

| CAS No. | Agent | Group | Volume | Year[l] |
|---------|-------|-------|--------|------|
| | Estrogen-progestogen oral contraceptives (combined) (NB: There is also convincing evidence in humans that these agents confer a protective effect against cancer in the endometrium and ovary) | 1 | 72, 91, 100A | 2012 |

图 7　世界卫生组织将口服避孕药列为一类致癌物

真的这么吓人吗？为什么避孕药可能增加患乳腺癌风险呢？

要回答这个问题，大家首先要知道女性怀孕的必要条件以及目前主流的避孕药是怎么工作的。

女性之所以怀孕，是因为卵巢生成的卵子遇到了精子，成为受精卵。随后，受精卵移动到子宫，在内膜上着床，然后在那里吸收营养和氧气，慢慢发育成一个婴儿。

---

① HIV：human immunodeficiency virus，人类免疫缺陷病毒。

② HPV：human papillomavirus，人乳头瘤病毒。

从科学上看，怀孕简直堪称奇迹，因为它实在是个非常难的事儿。从排卵到着床，任何一个过程被打破，都无法成功。

现在市面上的主流避孕药就是靠干扰上面提到的多个步骤，从而有效避免怀孕。

第一，避孕药能直接阻止身体排卵；第二，避孕药会改变宫颈黏液，从而使精子很难通过子宫颈，从而无法碰到卵子；第三，避孕药也会改变子宫内膜，从而阻止受精卵着床。

总而言之，避孕药就像《西游记》里捣蛋的神仙、妖怪，设置各种障碍，不让唐僧取经成功。

避孕药为什么有这些效果呢？

靠激素！目前的主流避孕药属于混合激素型，含有一定剂量的两种人造激素：雌激素和孕激素。

正是这两种激素，起到了调节女性生理功能，进而发挥避孕的作用。也正是这两种激素，让人担心长期服用会增加乳腺癌功能。

确实，不少乳腺癌的生长都依赖雌激素和孕激素，从直觉来看，使用更多的激素确实让人担心，这不是伪科学，而是真实存在的风险。

研究数据到底是怎么样的呢？

## 1 万与 1

欧美从 20 世纪 60 年代开始就广泛使用避孕药，时间要远远早于中国，所以他们这方面的数据比较多。从目前欧美的研究来看，避孕药确实有风险。

通过大规模观察比较长期使用避孕药和不使用避孕药的女性，发现长期使用避孕药的女性，乳腺癌和宫颈癌风险有一定程度增加。这就是为什么世界卫生组织把它列入了一类致癌物。

咱们看一些具体的数据吧。

1996 年的《柳叶刀》发表论文，通过研究 15 万女性的数据，发现使用过避孕药的女性乳腺癌相对风险增加了 7%~24%。如果女性停止使用避孕药，风险就开始下降，如果停药超过 10 年，那乳腺癌风险恢复到和普通人一样。

随后，又有好几篇类似文章建立了类似的联系。

但是这个结论一直饱受争议，一个重要原因，就是以前的研究里，女性使用的是老一代避孕药，里面的激素含量比现代的更高。

那新一代激素含量更低的避孕药是否还有风险呢？

为了解决这个问题，丹麦科学家对国内 180 万 15~49 岁的女性进行了 10 多年的跟踪统计，结果发表在 2017 年的《新英格兰医学杂志》上。

研究发现，长期服用新一代避孕药的女性，乳腺癌风险依然比不使用的女性平均要高 20%。而且这个风险和使用了多少年的药有关，如果低于一年，风险只增加 9%，如果超过 10 年，风险就增加 38%。

所以，目前证据确实显示，无论是老一代还是新一代避孕药，都和乳腺癌风险增加有关。

但是大家也不用恐慌，就像研究者在文章末尾特别指出：虽然避孕药会增加乳腺癌风险，但其实中招的概率依然不高。

如果 1 万名女性连续使用 1 年的避孕药，你猜其中会有多少人未来会因此得乳腺癌？

大约 1 个!

## 乳腺癌家族史会强化风险

有人可能会问，刚才说的是普通女性，但如果有乳腺癌家族史，尤其是携带遗传风险因素，比如好莱坞影星朱莉那样的具有 BRCA1 或 BRCA2 基因突变的女性，还能使用避孕药吗？会不会增大风险呢？这是个好问题。事实上，有科学家专门研究过这个。

《美国医学会杂志》上发表的一项研究发现，有乳腺癌家族史的女性，如果服用过避孕药，那么患乳腺癌的概率会增加 11 倍。

需要强调的一点，参与这项研究的多数女性都是在 1975 年之前服用避孕药的，当年药片的雌激素和孕激素水平比现在的高不少。因此这个数据可能对现在没有太强指导意义。

这种风险还可能和个体特定的基因突变有关。比如最近的一些研究表明，服用避孕药增加了携带 BRCA1 基因突变的女性患乳腺癌风险，但没有增加携带 BRCA2 基因突变的女性患癌风险。这背后的原因并不完全清楚。

总之，如果有乳腺癌家族史或携带 BRCA1/2 基因突变的女性，避孕药中的激素对她们的影响很可能比对普通人群更强。在服用之前确实应该更加谨慎，提前与医生讨论和咨询，看是否可行，或是否有替代的办法。

## 利大于弊

如果避孕药会增加乳腺癌风险，那为什么医药主管部门没有禁止它的使用，我们还能继续买到它呢？

因为对于大多数女性，避孕药的整体好处大于风险。

一方面，避孕药给女性生活带来了很多便利，绝对不可忽视。

另一方面，也是更重要的，是避孕药和癌症之间的关系很复杂。虽然它有可能略微增加患乳腺癌的风险，但是也同时可能降低患子宫内膜癌、卵巢癌、结直肠癌风险。

什么？避孕药还能降低癌症发病率？

是的。

比如，2018 年的一项研究发现，长期服用避孕药的女性，子宫内膜癌的风险至少下降 30%。

关于卵巢癌和结直肠癌的研究更多，显示服用避孕药的女性卵巢癌风险下降 30%~50%，而且服用避孕药时间越长，似乎保护效果越好。多个研究显示，这些女性结直肠癌的风险也下降 15%~20%。

这就很有趣了。

为什么含有激素的避孕药能降低子宫内膜癌、卵巢癌和结直肠癌呢？

这个并不是完全清楚，其中研究还在积极进行，目前认为的一些机制包括：

- 激素能抑制子宫内膜细胞生长，从而降低子宫内膜癌发生概率。
- 避孕药会抑制排卵，所以能降低女性一生中的排卵总数。这导致天然雌激素分泌减少，从而降低了卵巢癌概率。
- 避孕药能降低胆酸浓度，从而降低结直肠癌风险。

总而言之，从数据来看，并不能简单地说避孕药是致癌物。

加之一些其他益处，对于大多数女性，尤其是年轻女性，它的整体好处大于风险，依然是一个值得考虑的选择，无须因噎废食。

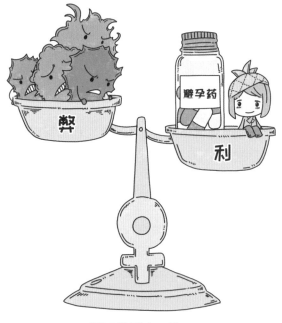

**避孕药利大于弊**

最后要强调一点，本文中的避孕药是指长期服用的药物，不包括紧急避孕药，后者成分和作用机制完全不同，对女性身体可能带来额外风险，请各位男士保护女士，尽量避免使用。

---

**小结**

- 口服避孕药如果含有激素，可能增加乳腺癌发病风险。风险和使用了多少年避孕药直接有关，时间越长，风险越高。
- 如果有乳腺癌家族史或携带 BRCA1/2 基因突变，使用避孕药需要更加谨慎。
- 服用避孕药整体利大于弊，而且长期使用避孕药的女性，子宫内膜癌、卵巢癌、结直肠癌风险降低。

# 遗传性乳腺癌有什么特点？

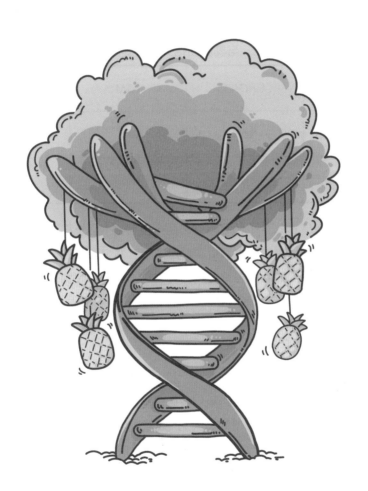

### 遗传性 BRCA 基因突变

基因突变是癌症发生的必要因素，所有的癌细胞都有突变。对于乳腺癌来讲，多数患者的突变是后天环境和生活因素造成的，但对少数人而言，先天因素起了决定性作用。

这些人出生就已经携带了某些基因突变，导致患乳腺癌的概率大幅提高。这突变有可能来自父母遗传，也可能是怀孕过程中出现了随机突变。

目前和乳腺癌相关的先天突变主要来自下面这些基因（表 2）。

**表 2 与乳腺癌相关的突变基因**

| BRCA1 | BRCA2 | ATM | CDH1 |
|-------|-------|-----|------|
| CHEK2 | NBN | NF1 | PALB2 |
| PTEN | STK11 | TP53 | BRIP1 |

其中最主要的是 BRCA1 和 BRCA2 两个基因（下面统称 BRCA 基因）。

遗传性乳腺癌或卵巢癌患者，很多都是由于这两个基因的其中一个突变导致的。整体来看，约 5% 的乳腺癌患者是因此生病，但这个比例在三阴型患者，尤其在年轻患者中高很多，接近 20%。

### 为什么有遗传的 BRCA 基因突变更容易患乳腺癌呢？

因为细胞容易积累更多突变。

由于自身代谢和环境的影响，我们身体里随时随地都在发生 DNA 突变，而 BRCA 基因编码的蛋白是负责修复体内 DNA 错误的重要成员。一旦它们突变失效，DNA 修复能力就会大大减弱，细胞会更容易积累突变，患癌概率也就大大增加了（图 8）。

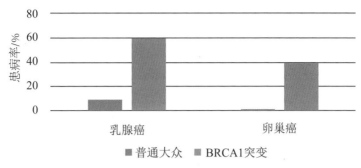

图 8　女性 70 岁之前患癌概率

全世界最著名的遗传性 BRCA 基因突变携带者就是好莱坞影星安吉莉娜·朱莉。

这位好莱坞评出的"最性感女人"，不幸携带了母亲遗传下来的 BRCA1 基因突变，于是她在事业巅峰期，37 岁做了预防性双侧乳腺切除，39 岁又做了卵巢切除，震惊世界。

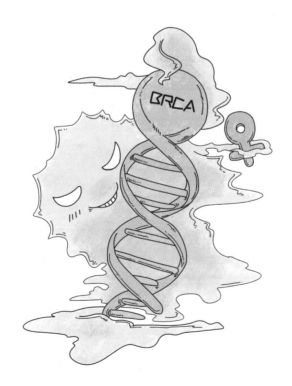

**遗传 BRCA 基因突变女性更容易得乳腺癌**

**了解家族史的重要性**

朱莉之所以想到去检测 BRCA 基因突变，是因为她的家族史。

她的母亲 56 岁因卵巢癌去世，外婆 45 岁因癌症去世，曾外婆 53 岁因卵巢癌去世。除此之外，她的姨妈也很年轻就得了晚期乳腺癌。

所以，很显然她的母亲一方有先天的乳腺癌 / 卵巢癌风险因素。果然，通过基因检测，确认了朱莉携带 BRCA1 突变，预测有 87% 概率会在 70 岁之前得乳腺癌或者卵巢癌。

所以她选择了"壮士断腕"。

一位乳腺癌或卵巢癌患者，如果直系血亲里有下面情况之一要特别留意，因为本人携带 BRCA 基因突变概率会比较高：

• 50 岁前得乳腺癌

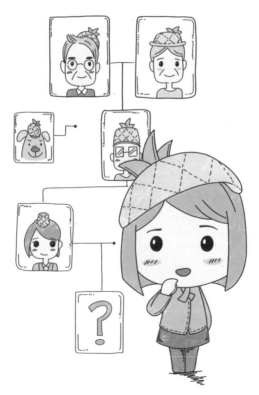

**了解家族史非常重要**

- 一人两侧乳房都得乳腺癌
- 一人同时得乳腺癌和卵巢癌
- 多位亲人得乳腺癌或卵巢癌
- 男性得乳腺癌

### 预防性手术的优缺点

大家可能会问，如果不幸地发现自己或者家人带有 BRCA 基因突变，是否都应该义无反顾地和朱莉一样，切除乳腺和卵巢吗？

并不是，因为预防性手术有优点，但是也有风险。

朱莉做出这个选择，是因为手术的优点。

研究已经证明，如果携带 BRCA1/2 突变，切除乳腺几乎可以完全避免乳腺癌发生。而切除卵巢不仅显著降低 80%~90% 的卵巢区域癌变，同时还会降低 50% 的乳腺癌发生率，因为卵巢分泌的雌激素对乳腺癌发生有促进作用。因此"预防性切除手术"在控制癌症上的效果是毋庸置疑的。

在美国，预防性切除手术在有家族病史的患者身上是比较常见的。如果确定有遗传性 BRCA1/2 基因突变，20% 左右的美国人会选择切除乳腺，20%~30% 的人会切除卵巢和输卵管。

但在中国，做预防性切除比例要低很多，很多医生不推荐预防性切除，尤其是切除卵巢的。为什么呢？因为它有明显风险，尤其在中国医疗不发达的情况下，甚至有可能弊大于利。

首先手术都是有风险的，从麻醉开始，手术每一步都不是 100% 安全的。除此之外，切除乳腺会带来美观问题和心理变化。而切除卵巢则更是有非常直接的生理影响。

卵巢是雌激素的主要产生地点，切除卵巢最明显的影响包括：
- 失去自然怀孕能力。
- 提前进入更年期。
- 出现明显骨质疏松。
- 增加心血管疾病概率。

卵巢切除手术造成的更年期症状，包括脸部发红发烫、情绪激动焦虑、长期失眠、记忆力衰退等，比正常过程更为严重。

因为平时进入更年期是一个跨越很多年的缓慢过程，会给身体和心理很长时间准备和适应。而手术则是导致激素瞬间消失，对身体的冲击难以想象。做了卵巢切除手术的人基本都得长期服用人造雌激素，以减少相关的副作用。但即便如此，很多女性都会出现不同程度的心理和精神疾病，比如抑郁、焦虑等。

所以，要不要做预防性切除，100% 是个人选择，别人不能给你正确答案。自己身体自己做主。只要能懂得科学，咨询专家了解优缺点，然后就走自己的路，让别人说去吧。

总而言之，遗传性乳腺癌值得特别关注。每个人都应该了解自己的家族史，如果真的携带遗传风险因素，那是否要进行预防性手术，应该和专业人士商量后自己决定。如果已经生病，那积极了解最新的疗法进展，包括 PARP 抑制剂，才能做出对自己最有利的选择。

**小结**
- 与乳腺癌相关的遗传基因有十几个，最主要的是 BRCA1 和 BRCA2。
- 了解自己的家族史非常重要，如果多位亲属出现乳腺癌或卵巢癌，要引起重视。
- 是否进行预防性手术是个人选择，没有绝对的对错，因人而异。

# 乳腺癌怎么筛查？

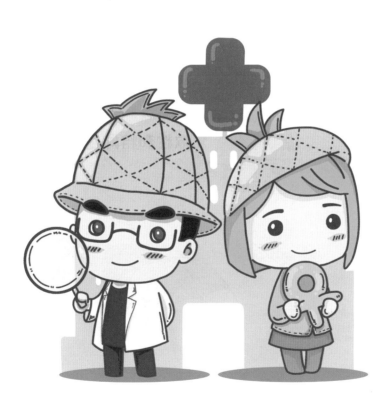

筛查是个技术活

就防癌、抗癌来讲，预防是上策，筛查是中策，治疗是下策。对于乳腺癌也是如此，最理想的状态，是通过避免生活中致癌因素，比如喝酒和肥胖，来降低风险。但肿瘤发生有随机因素，再健康的生活，也不可能绝对保证不长肿瘤，尤其在岁数大了以后。

怎么办呢？

筛查！癌症的发生通常需要 10~20 年，在开始的时候通常是良性的，然后才逐步恶化。早期肿瘤用局部治疗手段，比如手术和放疗，就很有可能治愈。任何癌症筛查的目的，都是在尽量早的时候发现它，早发现、早治疗、早治愈。

乳腺癌也是一样。它的预后基本就取决于分期，晚期乳腺癌生存率有限，而早期乳腺癌的治愈率接近 100%！

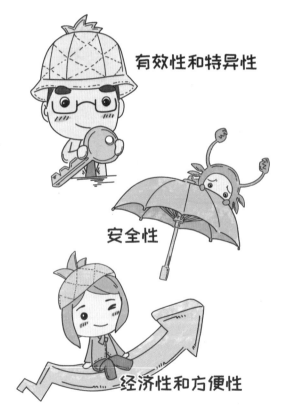

有效性和特异性

安全性

经济性和方便性

**好的筛查必须具备三个特点**

很遗憾的是并不是所有的癌症都可以筛查。这很大程度上取决于有没有技术手段能准确高效地检查到某种早期的肿瘤。胰腺癌、胆管癌、卵巢癌这些癌症通常一发现就是晚期，主要就是因为早期通常没有症状，很难自我发现，而且缺乏有效的筛查手段。

要成为真正有效的癌症筛查方法，必须同时具备以下 3 点：

- 有效性和特异性：可以灵敏地发现早期癌变。
- 安全性：对健康人没有明显副作用。
- 经济性和方便性：可以用于大量人群的筛查。

说起筛查，还有两点大家必须首先知道。

- 目前每一种癌症的有效筛查方式都是不同的。

虽然很多公司都在努力开发能广谱筛查癌症的技术，无论是靠影像学，血液检测还是其他手段。但现在还没有一种筛查手段被临床证明能有效、靠谱地在普通大众中检查多种癌症。如果有人宣传一种简单方法就能筛查出很多种不同癌症，不能说肯定是骗子，但 100% 是夸大。每个人都应该多了解不同癌症的筛查方式，以及推荐开始筛查的年龄（并不是越早越好）。

- 高危人群筛查价值最高，而且需要提早筛查。

癌症筛查对高危人群最有价值。而且如果是某类癌症的高危人群，比如吸烟者（肺癌）、乙肝病毒携带者（肝癌）、BRCA1 基因突变者（乳腺癌），筛查的时间通常会推荐比普通人提前。

目前哪些癌症有比较可靠颇有成效的筛查方法呢？

美国专家通常推荐遵循 USPSTF（U. S. Preventive Services Task Force，美国预防服务工作组）发布的指南。这是一个成立于 1984 年的独立组织，由全美知名的疾病预防和循证医学专家组成，主要提供疾病预防筛查方面的指导。

目前 USPSTF 对 4 种癌症有明确的筛查指南：乳腺癌、宫颈癌、肺癌、结直肠癌。具体方法大家可以直接查询网站（USTSPF 网站：https://www.uspreventiveservicestaskforce.org/Page/Name/recommendations）

### 乳腺癌筛查手段

前面说了，每种癌症筛查方式不同，而且并不是说越贵的手段就越好。任何手段要被专家认可，都需要有多年研究数据的支持。

大家现在经常听到的基因检测、PET-CT、肿瘤标记物等，都没有被证明是有效的乳腺癌筛查手段。

那什么是有效手段呢？

除了自检，目前美国官方推荐手段主要是乳腺 X 线钼靶摄影，辅以磁共振成像。

- 乳腺 X 线钼靶摄影（mammography）：这是最主要的筛查手段，性价比高。研究已经证明常规的 X 线钼靶摄影可以降低死于乳腺癌的风险。
- 磁共振成像（magnetic resonance imaging，MRI）：磁共振检查一般与 X 线钼靶摄影一起使用。由于 MRI 价格明显高，而且有时会有假阳性，所以通常只适用于高风险的人群。

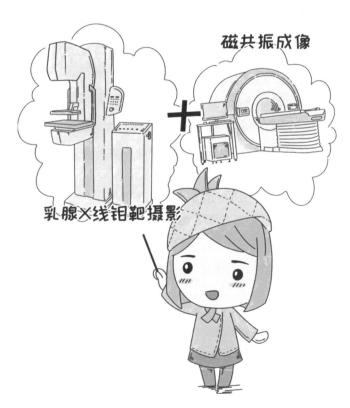

**女性筛查推荐乳腺 X 线钼靶摄影，辅以磁共振成像**

有一点需要特别提一下，就是相对欧美女性来说，中国女性乳腺癌单用钼靶的早期筛查效果要差一些。

主要原因是欧美女性乳房通常脂肪多，X 射线穿透效果好，成像清晰，而亚洲女性很多属于致密性乳房，脂肪少而腺体和结缔组织多，对乳腺 X 线检查可产生干扰而检查的假阴性率较高。

怎么办呢？

一方面是配合其他技术，比如中国抗癌协会乳腺癌诊治指南与规范中，就专门强调了对致密型乳腺推荐与 B 超检查联合。

另一方面是积极开发新的筛查技术！

比如 2011 年后出现了一种"数字化乳房断层合成技术"（digital breast tomosynthesis），研究显示它的灵敏度和特异性都远优于传统 X 线钼靶摄影，可提高致密乳腺的肿瘤检出率。希望更多这样的创新，能帮助更多的中国早期乳腺癌患者。

## 乳腺癌什么时候筛查

下一个问题是什么时候筛查最好。中国和美国对于乳腺癌筛查的推荐大方向是一致的，但略有不同，主要是人种差异，尤其是乳房致密程度。以下是中国抗癌协会乳腺癌诊治指南与规范 (2017 年版)：

- 非高危人群：

20~39 岁：不推荐对非高危人群进行乳腺筛查。

40~49 岁：适合机会性筛查，每年 1 次乳腺 X 线检查，推荐与临床体检联合，对致密型乳腺推荐与 B 超检查联合。

50~69 岁：适合机会性筛查和人群普查，每 1~2 年 1 次乳腺 X 线检查，推荐与临床体检联合，对致密型乳腺推荐与 B 超检查联合。

70 岁或以上：适合机会性筛查，每 2 年 1 次乳腺 X 线检查，推荐与临床体检联合，对致密型乳腺推荐与 B 超检查联合。

- 高危人群：

建议对乳腺癌高危人群提前进行筛查（20~40 岁），筛查间期推荐每年 1 次，筛查手段除了应用一般人群常用的临床体检、彩超和乳腺 X 线检查之外，还可以应用 MRI 等影像学手段。

在美国，乳腺癌的筛查是相对成熟的操作，也是被广泛接受的。其标准与国内筛查大致相同，但有一点不一样，就是他们对于 74 岁以上人群的乳腺癌筛查是不推荐的。

美国专家提出的最主要理由，是在岁数大了以后，即使发现早期乳腺癌也意义有限，因为如果治疗，很可能弊大于利。一是老年人做手术风险显著增加，二是老年人癌细胞通常进展不快，患者反而更可能死于别的疾病。权衡利弊，老年人通常都不推荐做癌症筛查。

但现实中，中美都有不少老年人依然在做筛查。由于这个事情依然争议很大，菠萝也无法给出简单的答案，只能靠大家和医生讨论后做决定。

总而言之，乳腺癌可以早发现、早治疗。它的筛查有明确的指南和管理方案。大家应该在医生指导、遵循指南的大前提下，结合个人的情况有所调整。我们既要避免错失干预的良机，又要避免过度检查和过度治疗。

> **小结**
> - 每一种癌症的筛查方式都是不同的，对于乳腺癌而言，目前官方推荐手段主要是乳腺 X 线造影（钼靶），还可辅以磁共振成像检查。
> - 中国和美国乳腺癌筛查推荐略有不同，整体而言，对于 40~74 岁的女性最推荐筛查。
> - 中国女性由于致密性乳房比例高，单用钼靶筛查效果不如欧美女性，需要配合其他技术手段。

# 乳腺纤维腺瘤，是良性，是恶性？

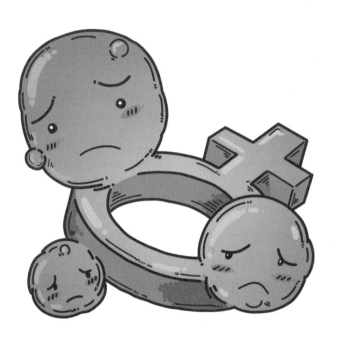

**什么是乳腺纤维腺瘤？**

洗澡的时候突然摸到一个肿块！女孩蒙了，天哪，难道中招了吗？

第二天，赶快到医院去检查，医生说："还好，是乳腺纤维腺瘤。"

乳腺纤维腺瘤？是癌症吗？会恶化吗？会影响生活吗？相信这是每一位被查出来的女性都特别关心的问题。

在乳房上摸到肿块肯定是很吓人的经历，但幸运的是，并不是每一个肿块都是恶性的，也并不都需要复杂的治疗。乳腺纤维腺瘤，就是一个良性的肿瘤，很容易治疗的"小问题"。

纤维腺瘤，英文名是 fibroadenoma，是一种由腺体和纤维组织增生而形成的良性肿瘤。它不仅会出现在乳腺，还可能会出现在子宫、卵巢、肺部等地方。

乳腺的纤维腺瘤是乳腺最常见的良性肿瘤，理论上青春期后的女性都有可能出现，但统计上来看，通常是发生在 30 岁以下的女孩。

纤维腺瘤到底摸起来什么样呢？首先，有些纤维腺瘤特别小，根本摸不到，只能靠影像学检查（超声或者 X 线）才会被发现。

长大的纤维腺瘤能摸到，特点也很鲜明，那就是和周围组织感觉区别特别明显，有非常明确的边缘和形状。如果你去挤压，会发现它可以整体在皮肤下移动，滑来滑去。其次，这种包块除了摸着有感觉以外，通常并没有任何显著的症状，不痛，也没有乳头溢液，这些和恶性的乳腺癌是有明显区别的。

容易和纤维腺瘤混淆的是乳腺增生（乳腺结节）。区分它俩有个比较实用的办法，那就是看肿块是否随着经期而变化。

如果经期前后肿块大小明显变化，尤其是经期前变大，那么这个肿块是乳腺增生的概率很大；但如果这个肿块无论什么时候，大小都没有明显变化，那它就更可能是一个纤维腺瘤。

当然，要明确它们的性质，还是得靠金标准：病理检查。通过穿刺获取一些组织样本，然后请专业的病理科医生在显微镜下来判断它到底是什么。

**纤维腺瘤是什么引起的？**

确切的原因目前尚不清楚。一个重要的影响原因是激素，尤其是雌激素。如果雌激素水平失调，可能会直接影响肿瘤生长。同时，有研究发现，在 20 岁之前长期使用口服避孕药，会增加纤维腺瘤发病概率。

如果完全不管，纤维腺瘤大小有可能会变化，比如怀孕期间它可能会长大，而到了更年期，又经常会萎缩。有时候，纤维腺瘤甚至会自己消失。

由于纤维腺瘤和激素有关，所以含雌激素的补品或刺激方法应该要避免。有时候，医生会看到哭笑不得的情况，比如，有些人企图用精油乳房按摩的办法来消除纤维腺瘤。

这是明显的不讲科学胡闹。

纤维腺瘤不是堵奶，它是细胞增生的产物，又不是什么管子堵住了，光靠按摩怎么可能消失呢？关键很多精油里面还含有高浓度的雌激素，可能让人皮肤变好，感觉更年轻，但同时弄不好会刺激纤维腺瘤，让肿块变得更大。

所以，没搞明白科学的时候，千万别靠直觉来操作。

还有些人认为纤维腺瘤与一些带刺激性的饮料，比如茶、咖啡、碳酸饮料等有关系，所以推荐少喝来改善纤维腺瘤症状。虽然这方面的故事和个例不少，但目前还没有严格的对照试验能证明喝这些饮料和纤维腺瘤有关。

当然，由于这些饮料都不是生活必需的，而且碳酸饮料肯定是喝得越少越好，所以如果大家愿意少喝，完全没有问题。

## 纤维腺瘤会不会恶化？

大家最关心的一个问题还是，纤维腺瘤到底会不会恶化？会不会增加乳腺癌的发病率？

早年研究发现纤维腺瘤患者患乳腺癌的风险有增加，但后来更多试验都无法重复这些结论。目前专家普遍认为，乳腺纤维瘤和乳腺癌之间的直接关联非常弱，它直接癌变的可能非常低，几乎可以忽略。

总之，如果只是有纤维腺瘤，并不增加乳腺癌的风险。

稍微展开一点来讲的话，根据病理形态，纤维腺瘤可以分为两类，简单纤维腺瘤和复杂纤维腺瘤。简单纤维腺瘤在显微镜下看起来形态都一样，很统一，而复杂纤维腺瘤结构比较多样，含有其他成分，比如囊胞、钙化点等。

其中，简单纤维腺瘤是肯定不增加乳腺癌发病风险的。而复杂纤维腺瘤也只是从统计上略微增加一点风险。即使发现有复杂纤维腺瘤，注意每年体检和复查

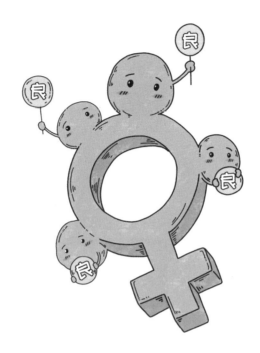

**纤维腺瘤是良性的**

就好，不需要特别担心。

比较值得留意的情况是，如果有单个特别大的肿块（有些能长大至十几厘米！）。这时候，要注意它发展成低恶性的分叶状肿瘤的可能性。但即使如此，只要及时发现整体治疗效果依然很好，只是稍微复杂一些。

网上有很多关于纤维腺瘤癌变的传言，其实都是夸大，甚至是欺骗性的宣传。目的嘛，就是有些骗子医院或诊所为了吸引不明真相的患者，去他们那里接受所谓的防癌根治。在正规医院很便宜就搞定的事情，去那些地方可能就会成为天价。可能还会被忽悠，买各种各样完全无效的防复发保健品。

**纤维腺瘤怎么治疗？**

如果被诊断为纤维腺瘤，手术是最彻底有效的治疗方式，而且这是一个特别简单的手术，风险极小。

但是，大家不一定必须要做手术，也可以选择保守观察。事实上，如果没有症状，肿瘤个头又不大，医生很可能会推荐观察。

具体怎么选择，取决于很多因素，包括患者症状、家庭病史和个人心态，等等。

如果出现下面这些情况之一，通常会推荐手术切除纤维腺瘤：

- 如果影响了乳房的形状。
- 如果引起了疼痛。
- 如果患者特别担心它发展成癌症。
- 如果患者有乳腺癌家族史。
- 如果活检结果提示有恶性的风险。

绝大多数纤维腺瘤切除后不会复发，但部分年轻患者可能会在手术部位附近或者其他地方长出新的纤维瘤。这依然不代表会恶化。

在偶然的情况下，纤维腺瘤的患者会是未成年的儿童。这种情况下，治疗的整体逻辑依然是一样的，但是手术与否的决定会更加保守。

总而言之，纤维腺瘤是一种年轻女性中很常见的情况，而且几乎没有恶化的风险，大家不用特别担心。一旦确诊，请到正规医院按规范治疗，无论是观察还是手术，都可以选择。

真正的危险，就是有人迷信网上的"神医"，掉入陷阱，那结果就很难讲了。

**小结**
- 纤维腺瘤是乳腺最常见的良性肿瘤，通常发生在 30 岁以下的女性。
- 纤维腺瘤和激素相关，如果完全不管，纤维腺瘤可能变大或变小。
- 纤维腺瘤并不显著增加患乳腺癌的风险。

# 乳腺癌怎么确诊?

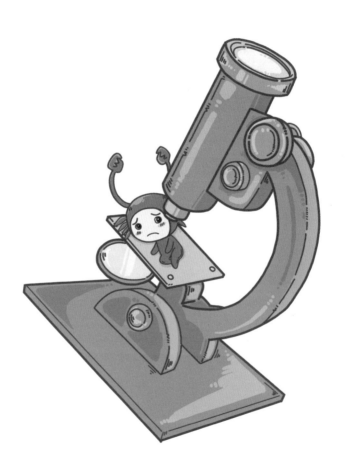

你一直都很在意健康，但某一天，洗澡的时候突然摸到乳房里有个包块，或者每年常规体检的时候在 X 线影像上看到一团阴影，这时候大家肯定会有点慌。

到底是不是乳腺肿瘤，是良性还是恶性的，下一步应该怎么办？

首先，当怀疑乳腺癌时，最重要的一件事情就是不要慌，一定要先确诊。最忌讳的就是，还没有确诊就把自己吓坏了，开始道听途说，寻求各种偏方神药。

很多时候，包块或者阴影都是虚惊一场。可能是完全无害的良性纤维瘤，也有可能是暂时的炎症。退一万步说，即使真的是乳腺癌，绝大多数也不是绝症。乳腺癌是整体治疗效果较好的癌症类型，尤其是早期，治愈率非常高。

那么，如何诊断乳腺癌呢？

诊断乳腺癌有三大类检查手段：观察和触诊、影像学检查和病理学检查。

通常到医院后，都是从医生观察触诊和各类影像检查开始，包括 B 超、X 线摄影、磁共振等。这些检查能确定乳房内有包块，有经验的医生也能基本判断它的性质。但需要明确的是，这些都无法 100% 确诊，因为它并没有直接分析肿瘤细胞。

要真正板上钉钉，还得靠病理学检查，这才是诊断乳腺癌的金标准。

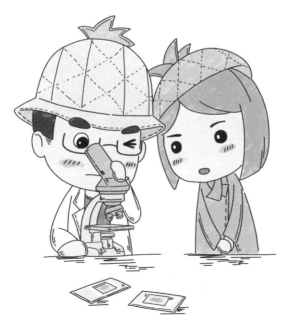

**病理学检查才是诊断乳腺癌的金标准**

**什么是病理学检查？**

简单而言，就是把肿瘤细胞取出一部分，通过各种特殊的染色后，由病理科医生放到显微镜下分析（图9）。

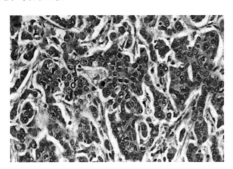

图 9　病理图

取肿瘤细胞主要有两种方法。有时是直接手术切除肿瘤，然后拿一部分来检查。也有时会使用创伤更小的穿刺活检：用一根比较粗的针刺入肿瘤，吸出少量细胞来进行病理检查（图10）。

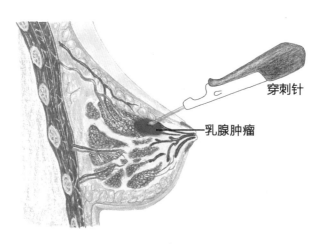

穿刺针

乳腺肿瘤

图 10　穿刺

经验丰富的病理学专家根据染色后的肿瘤细胞在显微镜下呈现的形态和特性，就能准确判断疾病性质，比如，肿瘤是良性还是恶性，具体是哪一种乳腺癌，进展到了什么阶段，等等。

准确的病理诊断至关重要，因为它直接决定了下一步怎么治。

如果被确诊为乳腺癌，那么你肯定有很多问题想和医生交流。但时间有限，哪些问题最重要呢？下面 8 个问题是很好的开始。

### 1. 患者的乳腺癌是哪种病理类型？

"病理类型"就是所谓的组织学分类，包括导管原位癌、小叶原位癌、浸润性导管癌、浸润性小叶癌，等等。不同的病理类型所应采取的治疗措施和手段也是不一样的。

病理检查结果是诊断恶性肿瘤的最权威依据。前面说了，如果乳腺癌是通过查体或者影像学发现的，那么通过进一步的穿刺活检来明确病理诊断是非常有必要的。

### 2. 患者的乳腺癌是哪种亚型？

患者的病理免疫组化报告单上可能会有 "ER""PR""HER2"等字眼，目前最经典的乳腺癌分型方法就是根据这些指标将其分为 4 个亚型，不同亚型对应的治疗方案也是非常不同的。

### 3. 患者的乳腺癌目前是癌症几期？

通过一系列检查，医生会根据肿瘤大小、淋巴结转移情况以及远处器官转移情况，对患者进行肿瘤分期。不同分期对应的治疗手段不同，如果想对未来生存期等问题有个心理准备，也可以请医生通过这个分期来进行初步的估计。

### 4. 患者有基因突变吗？可以选靶向治疗吗？

除了传统的病理分型之外，目前还有不少特定的基因突变检测可以指导治疗方案的选择。通过基因检测，患者可以和医生讨论，看看是否携带有对症靶向药物的基因突变，比如 PIK3CA、mTOR、CDK4/6、BRCA1/2 等。

### 5. 应该怎么治疗？

患者需要了解病情，是否可以手术治疗，术前术后是否需要放疗、化疗、内分泌治疗或者靶向治疗，具体什么时间开始、用什么方案……

医生会根据患者具体情况（比如身体情况、绝经与否、病理类型、分期等）和发展趋势，将手术、化疗、放疗、内分泌治疗、靶向治疗等一系列现有的治疗手段，

1：患者的乳腺癌是哪种病理类型？

 2：患者的乳腺癌是哪种亚型？

 3：患者的乳腺癌目前是癌症几期？

 4：患者有基因突变吗？
可以选靶向治疗吗？

 5：应该怎么治疗？

 6：该选哪种手术方式，要切乳房吗？

 7：患者很想保留乳房，
但病情不允许，怎么办？

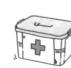 8：应当多久复查一次，查些什么？

合理地有计划、有步骤地进行组合，目的是为了尽可能让患者活得长、活得好。

### 6. 该选哪种手术方式，要切乳房吗？

目前临床上主要的乳腺癌手术方式有乳腺癌改良根治术、乳腺癌保留乳房手术（简称为保乳术）。如果医生综合考虑患者的情况后认为可以手术，而患者又对保留乳房有一定的愿望，那么还需要根据患者的肿瘤距离乳头的位置、大小、多少以及前哨淋巴结活检情况来综合决定最终的手术方式。

### 7. 患者很想保留乳房，但病情不允许，怎么办？

很多患者有保留乳房的强烈愿望，但是病情实在是不允许。不过，也不用太难过，目前一些医院是可以在乳腺癌根治术后直接就进行即刻乳房再造的，一般是用自身肌肉组织或者硅胶水囊来填充、再塑乳房外形。

### 8. 应当多久复查一次，查些什么？

为了更早发现疾病复发、及时调整治疗方案，最好是在完成术后辅助放化疗的头两年，每 3~6 个月复查一次；术后 2 年以上，至少每 6 个月复查一次；术后 5 年以上，复发风险就相对比较低了，1 年来复查一次即可。

每次都需要进行常规的查体、X 线胸片、B 超以及血常规、生化、肿瘤标志物的检查。如果患者处于围绝经期，还需要检测血激素水平。

---

**小结**
- 诊断乳腺癌有三大类检查手段：观察和触诊、影像学检查和病理学检查。其中病理学检查是金标准。
- 病理学检查需要肿瘤组织，一般通过手术或者穿刺来获取样品。
- 确诊后，要第一时间了解乳腺癌的分期、分型和分类，因为它与治疗方法、生存期等都密切相关。

# 乳腺癌怎么分类？

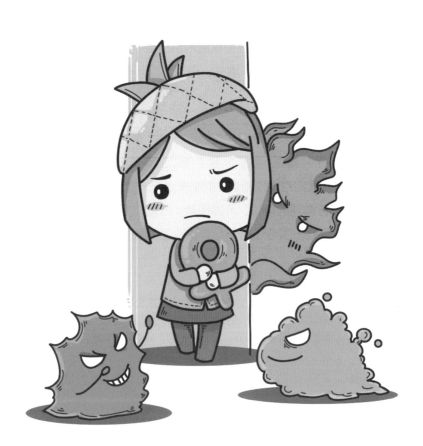

都是乳腺癌，为什么有些人很快去世，而有些人却治愈了呢？

都是乳腺癌，为什么有些人手术后只需要观察，而有些人却需要再做放疗、化疗呢？

都是乳腺癌，为什么隔壁病床王姐用的药是他莫昔芬，而我要用紫杉醇呢？

这些问题的答案，核心都一样，那就是：乳腺癌是几十种疾病的集合体，不同患者的情况千差万别，治疗方法和治愈概率也截然不同。

被诊断乳腺癌后，最重要的问题之一就是，到底是哪一种乳腺癌。具体而言，就是要知道分型和分期。

## 乳腺癌的分型

乳腺癌的分型有两大类方法：病理分型与分子分型。

病理分型，是通过在显微镜下观察肿瘤细胞特征，从而判断它的性质。按照这个系统，通常可以把乳腺癌分为非浸润性癌、早期浸润性癌、浸润性癌等。

非浸润性癌属于早期，包括常见的原位导管癌，通常预后很好，相反，浸润性癌整体预后就要差一些，要想达到好的效果，通常需要比较综合的治疗。浸润性癌最常见，占了 80% 以上，它又可以再细分为浸润性导管癌、浸润性小叶癌等。

分子分型，是指对乳腺癌进行基因和蛋白水平检测，根据基因突变和蛋白表达的特性来进行分组。

乳腺癌的分子分型不止一种系统，最经典的是通过癌细胞是否表达 ER（雌激素受体）、PR（孕激素受体）和 HER2（人表皮生长因子受体 2）三种蛋白来分类。其中 ER 和 PR 可以合称激素受体（HR）。根据它们表达的阳性和阴性，形成了不同的组合，也带来了不同的乳腺癌亚型。比如：

如果是 ER 或 PR 阳性、HER2 阴性（ER+ 或 PR+；HER2-），那么我们称它为激素受体阳性乳腺癌（也可写作 HR+ 乳腺癌，HR=hormone receptor）。

如果是 ER 阴性、PR 阴性、HER2 阳性（ER-PR-；HER2+），那么我们称它为 HER2 阳性乳腺癌。

如果是 ER 阴性、PR 阴性、HER2 阴性（ER-PR-；HER2-），那么我们称它为三阴性乳腺癌。

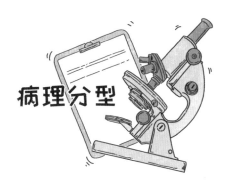

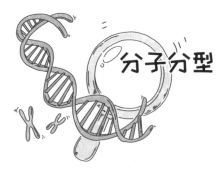

**病理分型（显微镜观察）和分子分型（基因检测）**

这些不同类型的乳腺癌，无论治疗方法还是预后都是非常不同的。

激素受体阳性乳腺癌是最常见的一类，它在乳腺癌中占 60%~70%，而且也是发展最缓慢的一种亚型。对于它的治疗主要是手术 + 化疗 + 内分泌治疗。因为这类乳腺癌的生长离不开激素，因此通过药物抑制体内雌激素活性，通常能很好地抑制癌症生长。最常用的药物是抗雌激素（比如他莫昔芬）或芳香化酶抑制剂。对于晚期患者，内分泌治疗一般需要持续 5~10 年，以保证完全杀灭肿瘤细胞。由于这类是乳腺癌患者中的大多数，而且早中期较多治疗效果不错，因此乳腺癌整体存活率比较高。

HER2 阳性乳腺癌占大约 20%。这种亚型的乳腺癌过量表达癌蛋白 HER2。这类癌症比上一种生长更快，也更容易转移。

三阴性乳腺癌最少见，占 10%~15%，但这是最让人头痛的一类。一方面，它的激素受体或 HER2 都是阴性，因此内分泌治疗和 HER2 靶向治疗对它都无效，一般只能靠化疗药物，效果不理想。另一方面，它又恰巧是所有乳腺癌中最恶性的一种，发展迅速，容易转移和复发。40 岁以下的乳腺癌患者只占患者总数的 5%，但由于这类患者里三阴性比例最高，因此整体复发率比 40 岁以上患者要高。

幸运的是，随着科学发展，情况在持续好转，比如最近发现三阴性乳腺癌还可以进一步细分，其中携带 BRCA1/2 基因突变的部分患者，使用新的 PARP 靶向新药效果明显好于化疗。

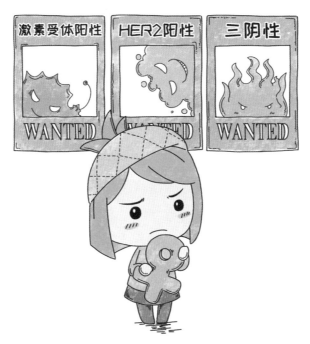

**乳腺癌病理可以分为激素受体阳性、HER2 阳性和三阴性三大类**

**乳腺癌的分期**

除了分型，分期也很重要。

对临床医生来说，通常会使用专业的 TNM 分期系统。它有三个重要指标：肿瘤大小（T）、淋巴结是否转移和转移数目（N）以及是否转移到了其他器官（M）。通常对三者综合分析，得出乳腺癌的分期。

但 TNM 分期系统非常复杂，大众很难理解，因此医生向患者解释的时候，通常会用更简单的"临床分期"。

乳腺癌临床分期，根据恶性程度，可以分为 0 期、I 期、II 期、III 期和 IV 期。其中又可以再细分，比如 III 期又可以分为 III a、III b 和 III c。

乳腺癌的分期与患者治疗方案、治疗效果和复发风险等方面密切相关。0 期是原位癌，治愈率几乎 100%，完全不用担心，而 IV 期是晚期转移乳腺癌，预后相对较差，通常意味着比较复杂和长期的混合治疗方案。

总之，对于每一位乳腺癌患者，必须第一时间了解自己的具体分型和分期，只有这样，才能准确判断疾病风险，做好各种准备，同时，也能更好地和医生沟通，理解对治疗方案的选择，争取达到最佳治疗效果。

小结
- 乳腺癌的分型有两大类方法：病理分型和分子分型。
- 病理分型，是通过在显微镜下观察肿瘤细胞特征，从而判断它的性质，包括是否侵犯周围组织、是否转移等。
- 分子分型，是根据基因突变和蛋白表达的特性来进行分组，可以分为激素受体阳性、HER2 阳性、三阴性三大类，它们的治疗方法是完全不同的。

# 乳腺癌病理报告怎么读?

**病理报告包括哪几部分？**

　　去正规医院的乳腺癌患者，绝大多数都会被要求做病理检测。它是判断病情的金标准，和乳腺癌的分期、分型、分类都密切相关。

　　一个好的病理检查，是取得良好治疗效果的前提。乳腺癌的治疗已经进入精准医疗阶段，每个患者的情况不尽相同，只有明确病理，才能对症下药，做出最好的选择。

　　但是病理报告通常是比较复杂的，比如图 11 就是一个典型的三甲医院出具的乳腺癌病理报告样本。

病理诊断：1.（右侧乳腺改良根治标本）：乳腺浸润性导管癌（肿块 1.4×1.3×1cm），非特殊型、Ⅲ级、皮肤、乳头及基底部未见癌累及。淋巴结 16 枚，其中 13 枚见癌转移。
2.（右侧乳腺锁骨下淋巴结）淋巴结 4 枚，其中 3 枚见癌转移。
3.（左侧乳腺肿块）乳腺组织，局部导管上皮增生，局灶间质出血。

免疫组化结果：ER（−），PR（−），Her 2（3+），Ki-67（60%+），E-cad（+），P120（胞膜+），CK5/6（−），CK14（−），P63（−），Calponin（−）.

图 11　乳腺癌病理报告样本

　　普通人一看，基本就蒙了。

　　病理诊断那几句话如果还可以勉强看懂，那下面这么多的免疫组化指标到底都是什么？意味着什么呢？

　　今天就给大家简单地介绍一下。

　　首先，大家看到了，病理报告大概分两部分，第一部分叫"病理诊断"，是病理科医生用肉眼和显微镜对样品进行观察后，做出的大方向判断。第二部分叫免疫组化，是对肿瘤分子（基因）水平的分析。

　　通过这几个综合指标，我们就能对乳腺癌进行比较准确的分期、病理分型和分子分型。

　　病理诊断相对简单一些，主要是看送来的肿瘤样品整体特性，包括肿瘤长什么样（病理分型）、是否已经转移（分期）、组织学分级等，用以评估病情到底进展到了什么程度。

比如，上面这个样品的病理分型就属于浸润性导管癌，已经转移到多个淋巴结，因此属于 III 期。也有的时候，发现得更早，可能是非浸润性癌（原位癌）或早期浸润癌。

病理报告解读

下面重点讲讲免疫组化的那些数据。

大家需要先明白的是，报告里（ - ）代表阴性，而（ + ）代表阳性。ER（ - ）就说明是 ER 这个指标阴性。有些时候，阳性还会分级，强阳性可能写成 3+ 或者 +++，不同医院使用的格式可能不同。

比如，图 12 就是不同强度的 HER2 染色，从阴性到强阳性。浅蓝色是底色，而棕色越深，就说明 HER2 的表达越高。值得一提的是在临床上，一般 HER2 要 3+，才会真正被定义为阳性，2+ 的话，需要进一步用其他方法确认。而 0 或 1+，则被认为是阴性。

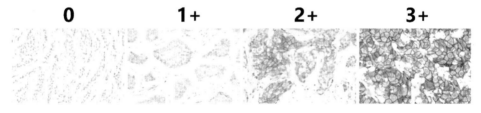

图 12　不同强度的 HER2 染色

虽然免疫组化里有很多项，但对乳腺癌而言，最重要的是前 3 个：ER、PR、HER2。

这 3 个指标直接决定了乳腺癌的分子分型：激素阳性，HER2 阳性，还是三阴性。其中激素阳性的乳腺癌又可以细分为 Luminal A 型和 Luminal B 型。

首先，ER、PR 和 HER2 是 3 个蛋白的英文代号。翻译过来，ER 是雌激素受体，PR 是孕激素受体，HER2 是人表皮生长因子受体 2。

如果 ER 或者 PR 是阳性，就属于激素阳性乳腺癌。这是最常见的乳腺癌亚型，也是相对治疗药物最多，效果最好的一种亚型。

如果肿瘤既没有 ER 也没有 PR，而单独表达 HER2 蛋白，那就是 HER2 阳性乳腺癌。本文上面的这个例子，就是个典型。报告里面的 ER（ - ）、PR（ - ），说明它不表达 ER 或 PR,都是阴性的。而 HER2（3+）,说明它表达 HER2 蛋白,而且表达很多。通常 HER2 表达有"0（或 -）,1，2，3"这 4 档，3+ 是真正的阳性。前面讲了，有些医院会写成 HER2（+++）来表示。

如果肿瘤没有 ER，没有 PR，也没有 HER2，那就属于三阴性乳腺癌。这类肿瘤无论是治疗方法还是预后，都和前两种截然不同，需要特殊对待。

关于不同类型乳腺癌的特性和治疗方法，具体的情况后文会详细介绍。

总之，如果拿到一个乳腺癌的病理报告，最先就要看 ER、PR 和 HER2 这 3 个指标。有些医院会把 HER2 写成 erbB-2，其实都是一个意思。

除了前面 3 个，另一个国内病理报告中常见的指标是 Ki-67。

上面例子中的 Ki-67（60%）是什么意思？

Ki-67 也是一种细胞内的蛋白，研究发现它和细胞的生长密切相关。无论是正常细胞还是癌细胞，只要是正在快速分裂的细胞通常都会表达 Ki-67，相反，

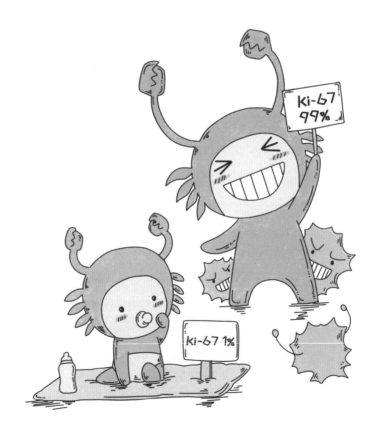

如果一个细胞不生长，那么就是 Ki-67 阴性的。

因此，临床医生通过分析样品中的 Ki-67 阳性细胞比例，来判断里面到底有多少正在分裂的细胞。

Ki-67 的数值应该是在 0~100% 之间。通常而言，Ki-67 数字越大（指数越高），说明肿瘤细胞生长越活跃。整体来看，Ki-67 的值是随着肿瘤恶性程度增加而增加的。良性肿瘤或原位癌的 Ki-67 数字低，而晚期癌症的数值高。在上面的例子中，60% 是个比较大的值，说明这个肿瘤是比较活跃的，要密切注意。

即使 Ki-67 高，大家也不要特别恐慌。因为 Ki-67 高的癌细胞，通常对于化疗也更加敏感，因为化疗药是专门擅长干掉生长快的细胞的嘛。

有研究表明，对于激素阳性的乳腺癌，如果 Ki-67 指数高，手术后的辅助化疗会很有价值，患者从中受益更大。

需要说明的是，Ki-67 的值只是做参考，不是绝对的。一方面，不同癌症类型的 Ki-67 差异巨大，另外，有些良性肿瘤 Ki-67 值也可能高，而恶性肿瘤数字也可能低。

免疫组化中还有一些其他的指标，包括 E-Cad、CK5/6、CK14、P63、Calponin 等，都是为了进一步帮助医生来判断乳腺癌的特性，细分肿瘤亚型。

它们结合在一起，能对乳腺癌进一步细分，比如是属于囊内性乳头状癌还是导管内乳头状瘤、是原位癌还是浸润癌，等等。

但这些指标对患者而言，意义没有那么大，大家知道它们大概的目的就好，不用太纠结。

总之，看懂病理报告很重要，这样你就会更好地理解医生做出的治疗方案。比如，很多人总是问：为什么邻床患者手术后用内分泌药物，而我非要用化疗？

现在你知道了，可能就是 ER、PR、HER2 这些蛋白表达不同。看似差不多的乳腺癌，其实并不是一种病。

**小结**

- 乳腺癌病理报告通常分两部分，第一部分叫病理诊断，第二部分叫免疫组化。
- 免疫组化中最重要的指标是前 3 个：ER、PR、HER2。
- Ki-67 标记活跃分裂的细胞，数字越大（指数越高），说明肿瘤细胞生长越活跃。

治疗篇

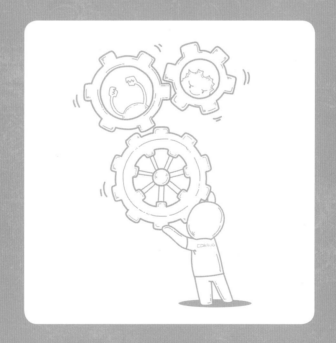

# 乳腺癌都有哪些疗法？

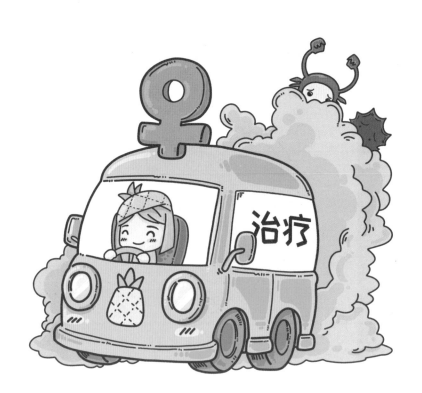

## 乳腺癌治疗方式

从本文开始，我们具体介绍与乳腺癌相关的主要治疗方法。

从整体方法上来讲，治疗乳腺癌的方式和其他肿瘤类似，主要是下面几类：手术、化疗、放疗、内分泌治疗、靶向治疗和免疫治疗等。

医生会从这些治疗方案中选择不同的手段。一位优秀的医生在做决定的时候，随时都需要平衡两个方面：一方面选择有针对性的强有力疗法组合，尽量杀死肿瘤细胞，另一方面要减少不必要的治疗，降低对患者身体的伤害。

一般而言，治疗方法选择主要取决于几个方面：

- 乳腺癌的类型
- 乳腺癌的分期
- 患者年龄和整体健康状况
- 以往治疗方案和效果
- 患者个人意愿

因此，两位乳腺癌患者，可能会使用完全不同的治疗方法。

把乳腺癌治疗方法再归纳一下的话，可以分为局部治疗和系统治疗。

局部治疗包括手术和放疗，它是为了有效去除某个部位（乳房、淋巴等）的肿瘤，或者防止肿瘤在局部复发。

系统治疗包括化疗、内分泌治疗、靶向治疗、免疫治疗，这些基本都是药物治疗，能随着血液循环到达全身，杀死可能转移到其他器官和组织的乳腺癌细胞。

对于乳腺原位癌，通常"保乳手术 + 放疗"或"乳房切除术"这样的局部治疗就可以治愈。有时候，医生会在局部治疗后，再进行一段时间的内分泌治疗，来进一步降低复发概率。这类患者通常不需要化疗。

相反的，对于晚期转移的乳腺癌，除了手术和放疗，就必须要使用系统治疗了。下面就是一些最常使用的乳腺癌系统治疗药物。

## 乳腺癌系统治疗药物

**化疗药物：这类药物基本原理是杀死快速分裂的细胞。**

用于乳腺癌治疗的化疗药物有很多种，包括蒽环类药物（如多柔比星）、紫

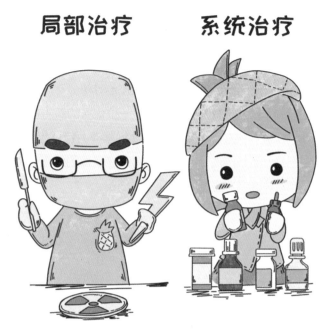

局部治疗 VS. 系统治疗

杉类药物（如紫杉醇）、抗代谢类药物（如吉西他滨）等。通常医生都不会使用单一化疗药，而是用药物组合。因为副作用或疗效原因，同一位患者有可能中途需要换药，所以从开始到结束，用到 4 种以上不同化疗药也很正常。

**内分泌治疗：这类药物基本原理是抑制体内激素活性。**

对于激素受体（ER 或 PR）阳性的患者，癌细胞的生长通常依赖激素活性，因此内分泌治疗是非常重要的治疗方法。根据绝经与否、耐药与否，患者使用的药物会有不同。最常见的内分泌药物是他莫昔芬（也叫三苯氧胺）。除此之外，还有芳香化酶抑制剂（比如依西美坦、来曲唑、阿那曲唑等）、氟维司群、戈舍瑞林等。

**靶向治疗：这类药物基本原理是抑制癌细胞特异（过高）表达的基因活性。**

靶向治疗是指在乳腺癌治疗中越来越重要。最早开始使用的靶向药物是针对 HER2 阳性乳腺癌的 HER2 靶向药曲妥珠单抗、帕妥珠单抗等。近年来，新型靶向药物的出现给其他乳腺癌亚型患者也带来了福音，其中最重要的包括 CDK4/6 靶向药，比如哌柏西利（palbociclib；商品名：Ibrance®，爱博新®），它和内分泌疗法组合使用，对激素阳性患者治疗效果很不错。还有 PARP 抑制剂，比如奥拉帕利（olaparib；商品名：Lynparza®，利普卓®），给携带 BRCA1/2 突变的患者带来新的希望。严格意义上来讲，内分泌治疗也算靶向药物治疗，但习惯上通常单独作为一类。

**免疫治疗：这类药物基本原理是激活体内自身免疫细胞，来攻击癌细胞。**

免疫治疗是近年来最热门的话题之一，尤其是 PD-1 抑制剂，对于黑色素瘤、肾癌等效果很明显。但这类药物在乳腺癌治疗方面整体效果不够理想，有效率低，目前不可能成为主要治疗方式。但对部分患者，如果其他疗法效果不佳的情况下，免疫疗法的临床试验或许值得参与。比如，针对难治和复发的三阴性乳腺癌，PD-1 抑制剂在临床试验中有效率是 15%~20%。

### 乳腺癌辅助治疗与新辅助治疗

说起乳腺癌的治疗，还有两个概念需要解释，就是辅助治疗和新辅助治疗。

乳腺癌的辅助治疗（adjuvant therapy），是指在手术过后，对患者的进一步巩固治疗。目的是杀死可能存在的残余癌细胞，尤其是那些已经转移到淋巴结或其他器官，但无法检测到的癌细胞。研究表明，辅助治疗可以显著降低肿瘤复发风险。根据不同的乳腺癌亚型，可能使用放疗、化疗、内分泌治疗、靶向治疗等。如果使用化疗，通常都是使用两种以上药物的组合疗法。

乳腺癌的新辅助治疗（neoadjuvant therapy），是指在手术之前给患者的治疗方法，通常是化疗、内分泌治疗或靶向治疗。新辅助治疗的概念始于 20 世纪 70 年代，主要目的是为了帮助更好地完成手术。比如，有的肿瘤体积太大，无法直接实施保乳手术，只能实施乳房全切。但在使用药物进行新辅助治疗后，通常肿瘤可以大幅缩小，这就为完成保乳手术提供了可能性。如果肿瘤细胞转移到了腋下淋巴结造成肿大，用新辅助治疗也可缩小转移灶，让手术切除效果更好。

每位患者都要记住一点，无论是辅助治疗还是新辅助治疗，都是因人而异、因病而异。对于激素受体阳性乳腺癌，通常化疗和内分泌治疗是主力，现在也可

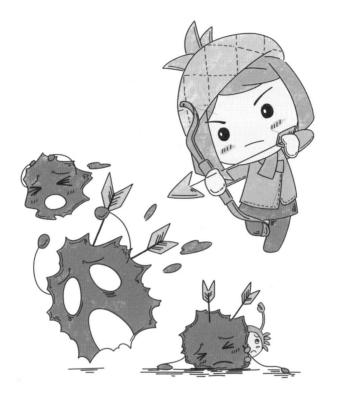

**辅助治疗，追杀惨烈的癌细胞**

能加入 CDK4/6 抑制剂，而对于 HER2 阳性乳腺癌，一般都需要使用曲妥珠单抗或加入帕妥珠单抗。

总之，乳腺癌的治疗是典型的精准医疗。医生可选择的方案很多，需要根据不同患者的情况来具体权衡，争取达到最佳效果。对于不同的治疗方法优缺点，以及最有效的针对人群，在后文中还会具体展开讨论。

小结

● 乳腺癌的治疗选择取决于多种因素，包括肿瘤类型、分期、患者年龄和整体健康状况、以往治疗方案和效果、患者个人意愿，等等。

● 治疗方式可以分为局部治疗和系统治疗。局部治疗包括手术和放疗，系统治疗包括化疗、内分泌治疗、靶向治疗、免疫治疗等。

● 适当的用药物进行辅助治疗和新辅助治疗，可以提高手术成功率和效果，降低复发概率。

# 激素受体阳性乳腺癌如何治疗？

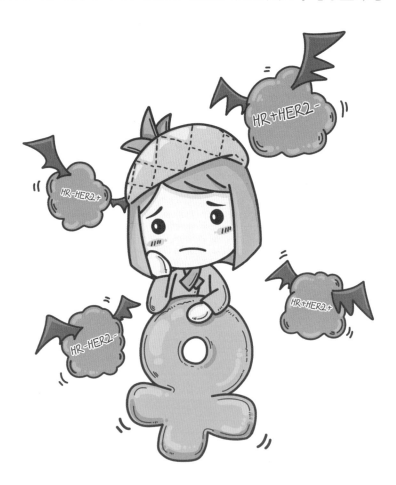

**激素受体阳性乳腺癌特点**

在现代乳腺癌诊断的流程中，有一个步骤必不可少，那就是检验它是否表达激素受体（hormone receptor, HR），以及是否表达 HER2 蛋白。这两个指标是阳性还是阴性，是区分乳腺癌亚型最重要的依据。

有两个指标，就有 4 个可能的组合：HR+HER2-，HR+HER2+，HR-HER2+，HR-HER2-。

从现在开始，我们会开始分别讲讲不同亚型的乳腺癌的特点和治疗方法。本文我们先讲 HR+HER2-（HR 阳性，HER2 阴性）这种亚型，因为它最常见，占了所有乳腺癌的大约 70%。我们通常称之为激素受体阳性（HR+）乳腺癌。

其实所谓的激素受体有两种，分别是雌激素受体（ER）和孕激素受体（PR），只要表达其中一个，就称之为激素受体阳性（HR+），当然，有的肿瘤两个受体都是阳性的。

除了最常见、患者数量最多，HR+ 乳腺癌还有两大特点：

第一，它是一种激素依赖性肿瘤，它的发生和进展与患者体内的雌激素水平密切相关。

第二，整体来看它比其他亚型长得更慢，治疗效果更好，患者存活期更长。

正因为这些特点，每一位乳腺癌患者都会在第一时间检测 ER 和 PR 表达。这不仅能有效指导乳腺癌患者的后续治疗方案，比如是否适合内分泌治疗，而且对患者预后的判断也有重要意义。

图 13 就是一个典型的乳腺癌病理检测报告。

免疫组化结果：
04: CgA(-)，CD56(-)，Syn(-)，CK(+)，Vim(-)，ER 90%+，PR 5%+，Her2(0)，Ki-67 40%+，GATA-3(+)，CK8/18(+)，E-cad(-)，P120 浆+，CK5/6(-)，P63(-)，CD3(+)，CD20(+);09:CKpan(-);10:CKpan(-):

图 13　病理检测报告

检测指标很多，但大家首先要看的就是 ER、PR 和 HER2 三个。可以看出，这位患者的 ER 和 PR 都是阳性的，90% 检查的细胞表达 ER，5% 细胞表达 PR。同时，它不表达 HER2。

这就属于最标准的激素受体阳性（HR+）乳腺癌。

**激素受体阳性乳腺癌怎么治疗呢？**

首先，与所有别的类型乳腺癌一样，手术、放疗、化疗都是可能的选择。除了特殊情况，比如患者年龄太大，身体不好，或主动选择保守治疗，不然手术是几乎肯定需要的。至于是否要放疗和化疗，则需要主治医生根据综合因素来判断。

值得一提的是，最近有个趋势是越来越多人选择"保乳手术 + 放疗"来代替全乳切除手术。数据显示前者生存率并不低于后者，但从身体创伤和心理创伤来说，前者有明显优势。

HR+ 乳腺癌真正的治疗特点，在于内分泌疗法，也叫抗雌激素疗法。

内分泌疗法，是采用药物等手段来降低体内雌激素水平，或者阻断癌细胞的雌激素信号通路。

它之所以对 HR+ 乳腺癌有效，就是因为这类肿瘤细胞生长特别依赖雌激素。相反，如果是 HR- 乳腺癌，比如三阴性，说明癌细胞极可能使用的是其他生长信号，用内分泌疗法是无效的。

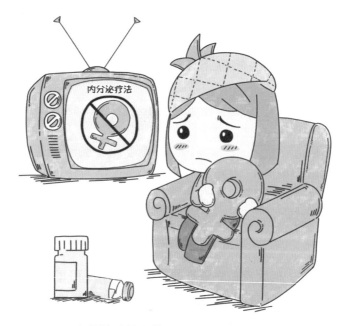

**内分泌疗法是为了阻断雌激素信号**

表 3 是最常见的一些内分泌治疗药物。

### 表 3　常见内分泌治疗药物

| 药物中文名 | 英文名 | 适用年龄 | 使用方式 |
|---|---|---|---|
| 阿那曲唑 | anastrozole | 绝经后 | 口服 |
| 依西美坦 | exemestane | 绝经后 | 口服 |
| 氟维司群 | fulvestrant | 绝经后 | 注射 |
| 戈舍瑞林 | goserelin | 绝经前 | 注射 |
| 来曲唑 | letrozole | 绝经后 | 口服 |
| 亮丙瑞林 | leuprolide | 绝经前 | 注射 |
| 醋酸甲地孕酮 | megestrol acetate | 绝经前，绝经后 | 口服 |
| 他莫昔芬 | tamoxifen | 绝经前，绝经后 | 口服 |
| 托瑞米芬 | toremifene | 绝经后 | 口服 |

这些虽然都叫内分泌药物，但作用机制是非常不同的。大体上可以分为几大类，包括选择性雌激素受体调节剂（如他莫昔芬和托瑞米芬）、雌性激素受体下调剂（如氟维司群）、芳香化酶抑制剂（如依西美坦和阿那曲唑）、脑垂体促黄体生成素释放激素类似物（如戈舍瑞林和亮丙瑞林），等等。

大家不用担心这些复杂的专业名词。只需要记住，由于不同内分泌治疗药物作用机制不同，所以一方面适用人群不同，副作用也不同；另一方面，患者对一种内分泌药物耐药后，换另一种内分泌药物依然可能起效。

少数情况下，医生会建议乳腺癌患者摘除卵巢，这本质上也是一种内分泌治疗，因为卵巢是体内雌激素的主要来源。

大量证据显示，在传统的手术、放疗、化疗之外，再加上内分泌治疗，能显著提高 HR+ 乳腺癌患者的生存期，对于早中期患者，治愈并非遥不可及。

由于 HR+ 乳腺癌占绝大多数，所以可以说，正是因为有内分泌治疗药物的加入，才让乳腺癌的整体生存率大幅提高。

但这还并没有完。

虽然多数患者一开始治疗效果都不错，生存期也不短，但依然有不少晚期的 HR+ 乳腺癌患者会出现耐药，出现复发。因此，对于新药的研发从来就没有停止过。

近两年来，最大的突破来自于一类叫 CDK4/6 的新型靶向药物，其中第一个在美国。上市的是辉瑞公司的哌柏西利。

它并不是单独使用，而是配合内分泌治疗，增强效果。无论作为一线治疗，还是二线治疗，都在 HR+ 患者中取得了很不错的效果。比如用在一线治疗的时候，组合疗法把中位无进展生存期从 14.5 个月一下提高到了 24.8 个月。更具体的数据和作用原理，会在下文详细介绍。

值得一提的是哌柏西利 2018 年 7 月也在国内上市了，给很多 HR+ 乳腺癌患者带来了新的希望。

### 小结

- 细胞如果表达雌激素受体（ER）和孕激素受体（PR）其中一个，就称之为激素受体阳性（HR+）乳腺癌。
- HR+ 乳腺癌是患者数量最多的亚型，也是整体治疗效果最好的一类亚型。
- 除了手术、放疗和化疗，HR+ 乳腺癌的一个重要治疗手段是内分泌疗法，也叫抗雌激素疗法。

# CDK4/6 抑制剂是什么?

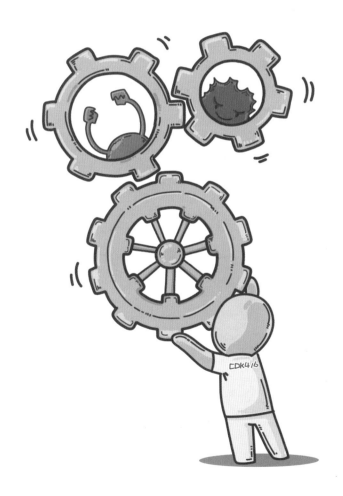

## CDK4/6 抑制剂

最近大家都在谈免疫药物，但其实靶向药物也取得了很大的进步，预计到 2022 年，全球销售额最高的前 6 种抗肿瘤药中，3 种是免疫药，3 种是靶向药物，平分天下。

其中最热的一个靶向药，就是 CDK4/6 抑制剂。第一个上市的哌柏西利已经有超过 16 万患者使用，年销售额近 40 亿美元！

顾名思义，CDK4/6 抑制剂是针对 CDK4 和 CDK6 两个蛋白的靶向药物。

CDK4/6 是对细胞生长非常重要的基因，控制着"细胞周期"。细胞周期是指细胞每次分裂，包括 DNA 复制的整个过程。对于癌细胞来说，经过一个细胞周期，一个坏细胞就变成了两个坏细胞。

研究发现，很多癌细胞非常依赖 CDK4/6，就像车依赖发动机一样。如果没有这两个蛋白，这些癌细胞无法正常生长，甚至可能会死亡，因此开发针对它们的靶向药物成为很多药厂的重点项目。

有一些公司成功了！

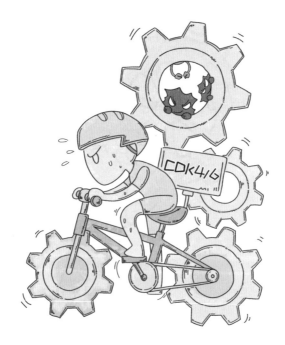

**CDK4/6 是癌细胞生长的发动机**

目前这类药物上市的共有三个，除了率先上市的哌柏西利，ribociclib 和 abemaciclib<sup>①</sup> 随后也在欧美上市了。

从生物学和试验数据看，这类药物最终会被用于多种肿瘤。但目前在临床上数据最多，前景最明朗的，还是针对乳腺癌，准确来说，是激素受体阳性而 HER2 阴性（HR+HER2-）的乳腺癌。

这类乳腺癌是最常见的一种，占了所有乳腺癌的 70% 以上。在这些患者中，CDK4/6 抑制剂加上内分泌治疗，展现了比以往更好的疗效。

### 为什么 CDK4/6 抑制剂对于 HR+ 乳腺癌效果好？

这背后的生物学有点复杂，咱们试试理顺一下。

刚才说了，在癌细胞中，CDK4/6 就像发动机，推动着细胞生长。但车要跑起来，光有发动机不行，还得有汽油。

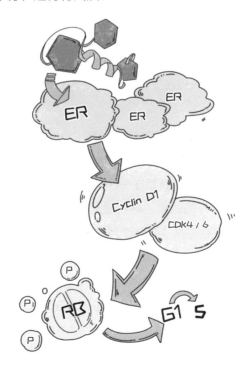

---

① 书中无中译名的药品系因该药未在中国上市，尚无通用中译名。

如果 CDK4/6 是发动机，那细胞内的汽油是什么？是一类叫 cyclin 的蛋白，其中最重要的是 cyclinD。在 cyclinD 蛋白水平很低的时候，CDK4/6 蛋白没什么活性，癌细胞也不会快速分裂。而一旦 CDK4/6 蛋白结合了 cyclinD 蛋白，就像发动机有了油，被真正启动，从而推动癌细胞生长。

这和 HR+ 乳腺癌有什么关系呢？

因为 HR+ 乳腺癌特别依赖 cyclinD 和 CDK4/6。

激素受体之所以能刺激乳腺癌生长，重要机制之一正是增加 cyclinD 的表达从而增加 CDK4/6 活性！内分泌治疗本身起效的主要原因之一，就是能降低 cyclinD 的表达，从而调低 CDK4/6 活性。

如果用靶向药物直接抑制 CDK4/6，也能阻断这个信号，从而诱导癌细胞停止生长。

## 组合疗法

但是有个问题，就是科学家很快发现单独给乳腺癌使用 CDK4/6 抑制剂效果并不是特别好，通常只能让肿瘤不生长，而不能让它缩小。

怎么办呢？

组合疗法。

科学家开始尝试 CDK4/6 靶向药（抑制 CDK4/6）＋ 内分泌药物（抑制 cyclinD 等），把生长信号从上游和下游都阻断，彻底给癌细胞断电。

这一下子效果就明显了，尤其是在一线治疗的时候！

比如，在用于一线治疗的时候，与安慰剂相比，哌柏西利配合内分泌药物来曲唑，把患者的无进展生存期从 14.5 个月提高到了 24.8 个月，整整增加了 10 个月以上（图 14）。

同时，哌柏西利 ＋ 来曲唑的有效率也更高，疾病控制率超过 84%，其中约有 55% 的患者肿瘤显著缩小。相比而言，对照组的疾病控制率是 71%，肿瘤缩小比例是 44%。

还有一个很重要的信息，就是通过仔细分析，研究者发现哌柏西利是广泛有效的。

无论患者身体状况如何，年龄如何，以前是否接受过化疗，在使用芳香化酶抑制剂（包括来曲唑）治疗的时候加入哌柏西利都能有所帮助。

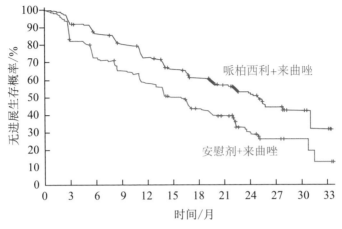

图 14　哌柏西利与来曲唑配合使用

这使这类靶向药的应用相对容易，因为患者不需要做进一步的检查和分类。

毫无疑问，哌柏西利会成为很多符合条件患者的标准疗法的一部分。

二线治疗

任何癌症患者都面临耐药的风险。

虽然 HR+ 乳腺癌患者通常对一线内分泌治疗响应，但经常在使用一段时间以后会出现耐药。这些耐药的癌细胞经常是因为找到了别的途径，包括新的基因突变，来绕过药物的抑制作用。

这时候就需要换二线治疗了。

最常用的二线治疗药物之一是氟维司群，一种作用机制相对特别的内分泌药物。一部分患者会响应这个药物，但整体效果依然不够理想，患者中位无进展生存期通常不到 4 个月。

怎么办呢？

研究发现，很多耐药的乳腺癌细胞，虽然不响应一线甚至二线的内分泌疗法，却依然依赖 CDK4/6！于是很自然的，科学家开始尝试把 CDK4/6 抑制剂加入二线治疗。

结果确实有进步。

在三期大型双盲临床试验中，与对照组（安慰剂 + 氟维司群）相比，哌柏西利 + 氟维司群把患者的无进展生存期从 3.8 个月提高到了 9.2 个月，提升明显。

疾病控制率哌柏西利 + 氟维司群是 34%，对照组是 19%（图 15）。

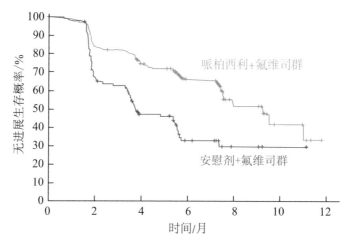

图 15　哌柏西利与氟维司群联合使用

与一线治疗情况类似，这种情况下哌柏西利依然是广泛有效的。

无论患者年龄如何，无论癌细胞转移到哪里，无论以前是否接受过化疗，无论以前使用过多少药物，在使用氟维司群的时候加入哌柏西利都能有所帮助。

这数据看起来没有一线治疗的时候漂亮，因为我们对付的是已经对很多药物耐药的乳腺癌类型。这时的癌细胞已经进化，非常难对付，有这个结果已经很不容易。

站在患者角度这也提醒大家，好的药物不应该总想留到最后一刻。早一点使用，可能获得更好的结果，也赢得了更多等待新药上市的时间。

未来可期

无论是用于一线还是二线治疗，CDK4/6 抑制剂的价值都被大规模临床试验所验证。它能提高响应率，延长无进展生存期。所以，毫无疑问会改变 HR+ 乳腺癌患者的标准治疗方案。

但 CDK4/6 抑制剂的未来舞台可不只是乳腺癌的治疗。

从生物学上讲，很多其他癌细胞的生长也都离不开 CDK4/6。目前很多临床试验正在测试 CDK4/6 抑制剂在其他肿瘤类型里的效果。有些已经开始看到积极结果，包括脂肪肉瘤（尤其是 CDK4 基因扩增亚型）、套细胞淋巴瘤（尤其是 CCND1 基因易位亚型）、非小细胞肺癌（尤其是 KRAS 突变亚型）等。

目前的难点在于，药物对不同患者的效果差异特别大。比如，在脂肪肉瘤试验中，多数患者并不响应，但有一位患者的肿瘤完全消失了！

下一步的研究重点，就是如何寻找生物标记物，来预测靶向药对哪些患者效果最好。

当然，需要提出的是，CDK4/6 抑制剂也是有副作用的。比如可能降低白细胞数量，还有可能出现乏力、腹泻等。但和化疗相比，副作用通常要温和得多，而且是暂时的。通过临床监控，发现问题后及时减少药物剂量或暂时停药，就可以恢复正常。

任何抗癌治疗都是风险和受益的平衡。就目前数据显示，HR+ 乳腺癌患者使用 CDK4/6 抑制剂，是利大于弊的，所以才受到大家关注和支持。

虽然治愈晚期乳腺癌依然困难，但层出不穷的新药，使更多的乳腺癌成为慢性病变得越来越有希望。

小结
- CDK4/6 抑制剂是最新的抗癌靶向药之一，能够抑制细胞周期和细胞生长。有 3 个此类药物已经在美国上市，中国上市的叫哌柏西利（palbociclib），商品名爱博新。
- CDK4/6 靶向药需要和内分泌药物联合使用，才能达到最佳效果。
- 无论是用于一线还是二线的组合治疗，CDK4/6 抑制剂都能进一步提高治疗响应率，延长无进展生存期。它已经被加入了 HR+ 乳腺癌患者的标准治疗方案。

# HER2 阳性乳腺癌如何治疗？

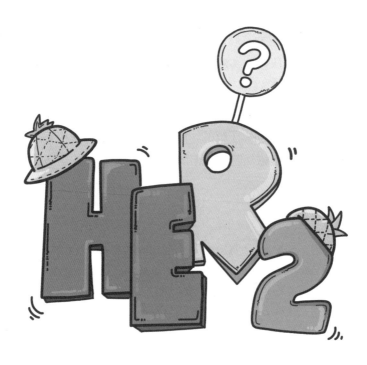

我们都知道化疗药物不完美。化疗药物最大的问题不是无效，而是副作用太强。化疗药物普遍对癌细胞有很强的杀伤力，但对正常生长的细胞，比如骨髓细胞、消化道表皮干细胞等也有很强杀伤力，因此是杀敌一千，自损八百。

相对化疗药物而言，靶向药物能更好地针对性杀死癌症细胞。它的优势不是杀死癌细胞能力更强，而是杀死癌细胞的时候，尽量不杀死正常细胞。这样有两大好处：第一，副作用小，患者生活质量高；第二，能给患者使用更高剂量的药物，杀死更多的癌细胞。

靶向药物在乳腺癌治疗中有着非常重要的价值。但并不是所有乳腺癌患者现在都有对应的靶向药物可以用。而且即使可以用，不同患者对应的靶向药物也是不同的。

前面我们介绍了激素受体阳性乳腺癌所对应的内分泌治疗和 CDK4/6 新型靶向药。现在给大家介绍另一个亚型：HER2 阳性乳腺癌，以及与它对应的 HER2 靶向治疗。

## HER2 阳性乳腺癌

HER2，中文名叫"人表皮生长因子受体"。HER2 阳性乳腺癌，顾名思义，特点就是癌细胞表面过量表达一种叫 HER2 的蛋白，经常比普通细胞高几十倍，甚至几百倍（图 16）。这个类型的患者占乳腺癌总患者数的 20% 左右。

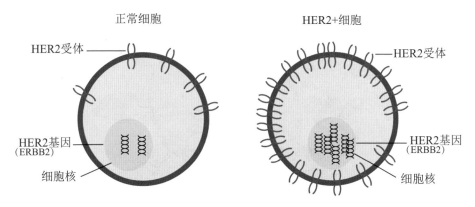

图 16　正常细胞与 HER2+ 乳腺癌细胞表面对比

诊断 HER2 乳腺癌也是靠病理染色分析，图 17 就是典型的 HER2 阳性乳腺癌的病理报告。

P53(0%)，ER(0%)，PR(0%)，TOPO Ⅱ (60%阳性)，HER2(3+)，E cadherin(+)，GCDFP 15(–)，S100(–)。
特殊染色：PAS(–)。
乳腺浸润性导管癌Ⅲ级，未见明确脉管瘤栓及神经受侵。

图 17　HER2 强阳性乳腺癌病理报告

可以看出，这个肿瘤的激素受体 ER 和 PR 都是阴性的（0% 表达），而 HER2 是 3+ 强阳性。对 HER2 的表达，我们一般分为 0、1+、2+、3+ 四档。0 和 1+ 都认为是阴性，3+ 是阳性，如果是 2+，则需要更多检测来确认。

传统上，这类 HR-HER+ 乳腺癌治疗效果不好。一方面，它通常比激素受

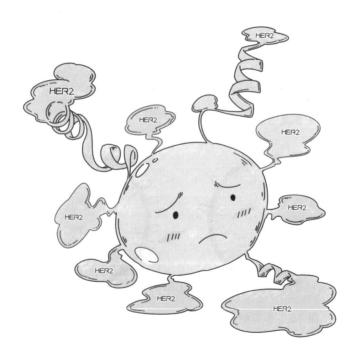

HER2 强阳性乳腺癌细胞

体阳性乳腺癌生长更快，也更容易转移，另一方面，它对化疗响应不佳，很容易耐药。

但随着生物学研究进展，科学家发现了它的一个软肋：HER2 阳性的乳腺癌，不仅 HER2 蛋白表达高，而且生长依赖于 HER2 这条信号通路。这和激素受体阳性的乳腺癌生长依赖激素一样。

这个特性就给开发针对 HER2 的靶向药物提供了思路和机会。

## 靶向药物之曲妥珠单抗

幸运的是，在过去 10 多年，科学家已经陆续开发出了好几个针对 HER2 的靶向药，专门用于治疗 HER2 阳性乳腺癌。其中包括 1998 年上市的第一代 HER2 靶向药——曲妥珠单抗（trastuzumab；商品名：Herceptin®，赫赛汀®）。该药已经在中国上市。

曲妥珠单抗是第一代 HER2 抗体药物，也是历史上第一个上市的抗癌靶向药物。它就像一个橡皮泥一样，直接结合在癌细胞表面的 HER2 蛋白上，从而阻断信号通路（图 18）。

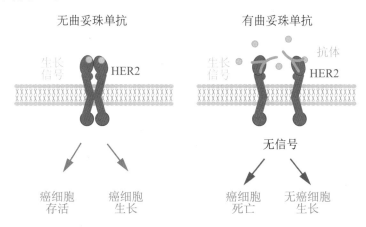

图 18　曲妥珠单抗作用模拟

这个药革命性地改变了 HER2 阳性乳腺癌的治疗方式和效果。

2001 年公布的大型临床试验结果显示，在化疗中加入曲妥珠单抗，可以使更多患者肿瘤缩小，而且响应持续时间更长。更为重要的是，它显著降低了死亡风险，患者存活时间也更长！

曲妥珠单抗不仅对晚期患者有帮助，后续试验还证明，它对早中期的 HER2 阳性乳腺癌效果也很不错，能显著降低复发概率，延长患者寿命。

因此，目前无论是什么分期的乳腺癌，只要 HER2 阳性，那曲妥珠单抗都会被首先考虑作为标准治疗的一部分。

有三点值得说明一下：

第一，曲妥珠单抗只适用于 HER2 阳性乳腺癌，对 HER2 阴性乳腺癌不适用。

第二，曲妥珠单抗不能乱用，因为它也是有副作用的，比如对心脏的损伤，原因就是心肌细胞也表达 HER2 蛋白，曲妥珠单抗的抑制作用可能影响心肌细胞功能，有些患者对此比较敏感。

第三，曲妥珠单抗已经进入了医保，而且它的专利已经过期，国外曲妥珠单抗的仿制药已经上市，而国内的仿制药在近期也会获批。这些都有望大幅降低这个药物的价格。

### 靶向药物之帕妥珠单抗

曲妥珠单抗效果不错，但并不是所有 HER2 阳性患者都能获益。对于早期 HER2 阳性患者而言，约 25% 会在 10 年内复发，尤其是淋巴结阳性（淋巴结里发现有癌细胞）或激素受体阴性（不表达 ER 和 PR）患者，会具有更高的复发转移风险。更麻烦的是，一旦复发，很多就变成了晚期，很难再治愈。

为什么呢？

经过研究，发现主要是因为一些患者的癌细胞在 HER2 信号被抑制后，能启动一个备用信号通路：HER3。

癌细胞也知道"备胎"的重要性！

HER2 和 HER3 蛋白属于表亲，都来自一个蛋白家族，长得很像。

HER2 是大哥，HER3 是小弟。平时都是 HER2 自己说了算，控制着癌细胞生长。但当 HER2 被曲妥珠单抗抑制的时候，一部分癌细胞就启动了平时不那么重要的 HER3，通过它和剩余 HER2 配合，来维持细胞生长。专业上，HER2 和 HER3 的配合，被称为"异源二聚体"。

这就像一个人平时都靠米饭（HER2）为生，但遇到饥荒没有米饭的时候，麸皮（HER3）也可以填饱肚子，足够让他活下去。

了解这个原理，科学家意识到，要提高疗效，尽量"饿死"癌细胞，就得同时抑制 HER2 和 HER3，抑制"异源二聚体"。但由于曲妥珠单抗特异性很强，对 HER2 有用，但对 HER3 没用，因此需要开发新药。

于是出现了新一代靶向药物，2012 年第二代 HER2 靶向药物帕妥珠单抗（pertuzumab；商品名：Perjeta®，帕捷特®）上市。2018 年也已经在中国上市。

它能配合曲妥珠单抗，同时阻断 HER2 和 HER3 信号（图 19）。它主要通过两个机制起效：

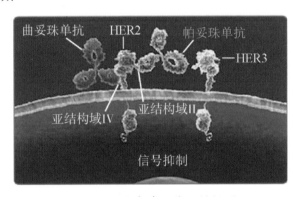

图 19　帕妥珠单抗作用模拟图

第一，帕妥珠单抗能阻止 HER2 与其他相关受体（除了 HER3，还有 HER1 或 HER4），形成异源二聚体，从而和曲妥珠单抗形成互补，更好地抑制 HER2 信号传递，直接杀伤癌细胞。

第二，帕妥珠单抗能配合曲妥珠单抗，更好地调动免疫系统杀伤癌细胞。作为抗体药物，曲妥珠单抗结合细胞表面后，不仅能直接抑制信号通路杀伤癌细胞，还能介导免疫细胞，尤其是自然杀伤细胞、巨噬细胞等对癌细胞进行攻击。专业上，这叫"抗体依赖的细胞介导的细胞毒性作用"（antibody-dependent cell-mediated cytotoxicity，ADCC）。帕妥珠单抗的加入可以强化曲妥珠单抗的 ADCC 作用，更好地调动免疫系统攻击癌细胞。

在针对 HER2 阳性乳腺癌患者的临床试验中，当把帕妥珠单抗加入化疗 + 曲妥珠单抗的治疗方案后，治疗效果又上升了一个台阶（图 20）。

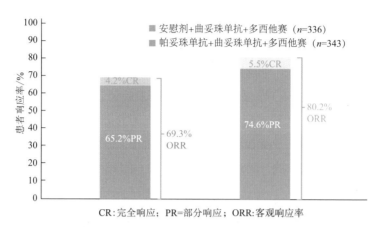

CR：完全响应；PR=部分响应；ORR：客观响应率

图 20　单用曲妥珠单抗与加用帕妥珠单抗后响应率对比

首先，更多患者受益。HER2 阳性患者有 70% 左右响应曲妥珠单抗，加上帕妥珠单抗以后，则有 80% 患者响应。

其次，显著受益患者增加。单用曲妥珠单抗 + 化疗药物的时候，有 21% 是完全响应，也就是肿瘤检测不到了，而加入帕妥珠单抗后，这个比例一下子提高到了近 40%！

大家可能还发现了，单用帕妥珠单抗加化疗药物效果并不好。帕妥珠单抗必须和曲妥珠单抗联合使用效果才好（图 21）。这是生物学特性决定的

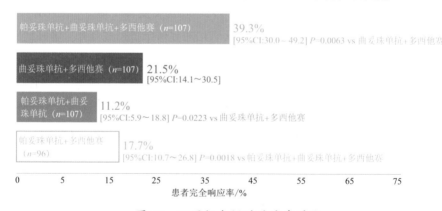

图 21　不同组合间的响应率对比

最后，也是更重要的，是加入帕妥珠单抗后，患者的生存期显著延长，中位生存从 40.8 个月延长到了 56.5 个月，增加了 16 个月左右（图 22）。

能高质量延长患者寿命，这才是最关键的数据。

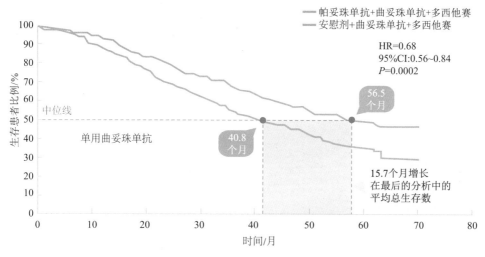

图 22　加入帕妥珠单抗后患者生存期延长显著

## 服药方式

最后再讲一个小知识点。

HER2 靶向药还有个特点，就是曲妥珠单抗也好，帕妥珠单抗也好，都是注射药物。而前两章讲过的很多药物，包括 CDK4/6 靶向药都是口服的。

为什么有这个区别？

因为药物按照化学特性，可以分为两大类:化学药（小分子药）和生物药（大分子药）。

多数我们熟悉的药物，无论是从自然界中分离的，比如青蒿素、青霉素，还是人工合成的，比如 CDK4/6 靶向药，都是小分子药。小分子药的特点就是个头小，很可能通过消化系统吸收而进入血液起效，因此很多都可以口服，使用方便。

与小分子药对应的是大分子药，也叫生物药。

顾名思义，大分子药特点就是大。看图 23 就直观地知道两者体型的区别了。

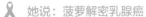
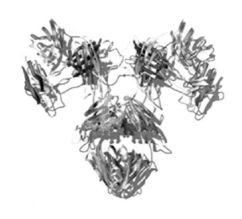

化学药阿司匹林　　　　　　　　　　生物药帕妥珠单抗

图 23　阿司匹林与帕妥珠单抗体型对比

1982 年上市的胰岛素是第一个现代生物药，在随后的 30 多年间，有上百个新型生物药被批准，其中不少是抗癌药。它们无法口服，需要去医院注射用药，使用相对麻烦。曲妥珠单抗和帕妥珠单抗都是大分子药。后面要讲的 PD-1 类免疫药也是大分子药。

那为什么还要开发这些药物呢？因为它们也有特别的优势，比如特异性更好，在体内更稳定，起效时间更长，技术壁垒高，不易被仿制等，因此很多公司都非常重视生物药的开发。

这两类药物并没有优劣之分。不管黑猫白猫，抓到老鼠就是好猫。无论小分子还是大分子，只要效果好，就是患者的福音。

事实上，虽然大家最熟悉，也最常用的 HER2 靶向药曲妥珠单抗，是属于大分子，市面上也已经有针对 HER2 阳性乳腺癌的小分子药物被开发出来，包括进口的拉帕替尼（lapatinib）、来那替尼（neratinib），以及今年刚刚上市，来自恒瑞的国产新药吡咯替尼。它们三个在很多方面比较类似，比如都是口服药，都同时抑制 HER2 和 EGFR 等重要信号通路。

目前来那替尼还没有进入中国市场，而拉帕替尼和吡咯替尼在国内都可以买到。从临床前的模型以及临床试验数据来看，吡咯替尼数据不错，加之政策扶持本土企业创新，这个药在中国市场应该有光明的前景。

目前 HER2 阳性乳腺癌患者的一线治疗依然会以曲妥珠单抗为主，因为它的数据最多，医生使用经验也最丰富。但各类新型的大分子靶向药、小分子靶向药也都有自己的价值，不应该被忽略。

对患者而言，选择多一些是好事儿。虽然选起来有点头痛，但总比以前没药可用要强多了。

小结

- HER2 阳性乳腺癌占了乳腺癌整体的 20% 左右，细胞大量表达 HER2 蛋白，同时生长也依赖于这个蛋白。
- 曲妥珠单抗是第一代 HER2 抗体药物，也是历史上第一个上市的抗癌靶向药物。它能直接结合在癌细胞表面的 HER2 蛋白上，阻断癌细胞生长信号。
- 更多后续的针对 HER2 及相关信号通路的大分子，小分子药物都被开发出来，给患者带来了更多选择和希望。

# 三阴性乳腺癌怎么治疗?

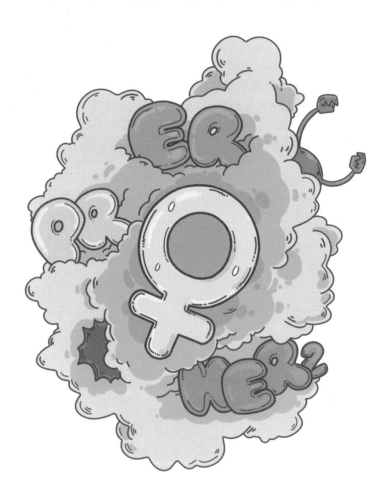

### 三阴性乳腺癌

很多类型乳腺癌已经成为慢性病，大部分患者得以长时间生存，不少人能被治愈。但还有一种类型的乳腺癌很让人头痛，那就是三阴性乳腺癌。

什么是三阴性乳腺癌呢？

它是指病理染色报告中，3 个重要指标都是阴性的乳腺癌亚型。这 3 个指标就是前面反复提到的雌激素受体（ER）、孕激素受体（PR）及人表皮生长因子受体 2（HER2）。

图 24 就是一个典型的三阴性乳腺癌的报告。

①CD10(–), P63(–), CK5/6(–), 支持浸润癌；
②CD34(–), D2-40(–), 未检见脉管癌栓；
③E–Ca(+), P120(+), 支持导管上皮来源；
④CK(+), CK19(+), EMA(+), Vimentin(–)；
⑤EGFR(+), ER(–), PR(–), HER2(–), P16(+), P53(–), Ki-67(40%~60%)。

图 24　三阴性乳腺癌病理报告

可以看出，这位患者的 ER、PR 和 HER2 表达都是阴性的。

从前文大家应该知道对于乳腺癌而言，ER、PR 和 HER2 不只是区分乳腺癌亚型的标记，也是重要的抗癌靶点。

对于激素受体阳性（ER+、PR+ 或 ER+PR+）乳腺癌来讲，生长依赖激素受体信号，所以可以使用各种内分泌治疗和 CDK4/6 等靶向药物。

对于 HER2 阳性（HER2+）乳腺癌来说，生长依赖 HER2 蛋白，所以可以使用 HER2 靶向药物。

而三阴性乳腺癌治疗效果之所以不理想，主要原因之一就是它不表达这些靶点，没有明确的靶向药可以用。多数患者的治疗药物还是以化疗为主。

### PARP 抑制剂

除了现有治疗方案落后外，三阴性乳腺癌还有几个危险的生物学特性：

- 发病年龄早，高发于 40 岁以下的女性。

- 癌细胞侵袭性高，容易转移。
- 基因突变多，对化疗不敏感，容易耐药，容易复发。
- 不同患者差异大，生物学复杂，研究难度大。

前几年知名歌手姚贝娜因为乳腺癌去世，从她的年龄、疾病进展速度和治疗方案选择等综合因素来看，很可能是三阴性乳腺癌。

正因为挑战很大，所以三阴性乳腺癌是目前乳腺癌研究的重中之重，也是新药开发针对的重点人群。

那我们有进展吗？

有的！

最大的突破应该算是 PARP 抑制剂的出现。

通过对三阴性乳腺癌患者的基因分析，发现其中有相当一部分携带了特定的 BRCA1 或 BRCA2 基因突变（下面统称 BRCA 突变），不少都是先天遗传的。

如果细胞携带了 BRCA 突变，就特别容易患癌。因为 BRCA 是抑癌基因，专门负责修复体内的 DNA 突变。由于环境的影响，我们身体里随时随地都在发生 DNA 突变，幸好有 BRCA 这样的守护神，保证了绝大多数突变都能被修护还原。但如果 BRCA 自己突变失效了，那 DNA 修复能力就大大减弱，细胞会更容易积累突变，患癌概率也就增加了。

美国影星朱莉就是因为从母亲那里遗传了 BRCA 突变，预计有超过 75% 的概率会罹患乳腺癌，因此仅仅 30 多岁就选择预防性切除了乳腺。

在过去 10 多年，药厂一直努力开发特异性药物来选择性杀死 BRCA 突变的癌细胞，最终开发出了一类新的靶向药：PARP 抑制剂！

2014 年，FDA 批准了第一个 PARP 抑制剂，阿斯利康的奥拉帕利（利普卓）上市，用于治疗 BRAC 突变的卵巢癌，2018 年，它又被批准用于治疗携带遗传性 BRCA 基因突变的乳腺癌患者，其中很多都是三阴性乳腺癌。

临床试验显示：对有 BRCA 突变的乳腺癌患者，奥拉帕利完胜化疗药物！

客观响应率，奥拉帕利组 59.9%，化疗组 28.8%。新药 1：0！

显著副作用比例，奥拉帕利组 36.6%，化疗组 50.5%。新药 2：0！

无进展生存期，奥拉帕利组 7 个月，化疗组 4.2 个月。新药 3：0！

从各个指标来看，对 BRCA 突变的患者而言，奥拉帕利都比化疗药物更好。

整体来看，新药降低了 42% 的肿瘤进展或死亡风险。对于三阴性乳腺癌的效果尤其明显。

奥拉帕利并不是唯一显示出效果的 PARP 抑制剂。

2017 年底，辉瑞公司宣布它的 PARP 抑制剂 talazoparib 也在三期临床试验中取得成功，显著延长了携带遗传性 BRCA1/2 基因突变的晚期乳腺癌患者的无进展生存期：对照的化疗组只有 5.6 个月，而 talazoparib 组的数据是 8.6 个月，延长了 3 个月。客观响应率 talazoparib 也是完胜化疗，分别是 62.6% 和 27.2%。这个数据都和奥拉帕利类似（图 25）。

这项研究的论文于 2018 年 8 月发表在《新英格兰医学杂志》上。

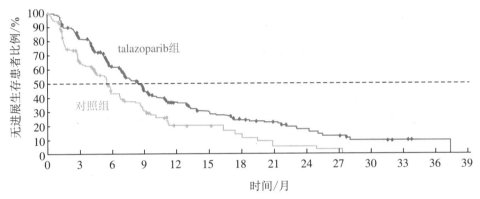

图 25　talazoparib 与化疗药物临床试验对照

目前 talazoparib 已经在美国和欧洲都提交了上市申请，不出意外的话，应该会被批准，给患者带来另一种选择。

为什么这些研究中要反复强调 BRCA 突变呢？因为如果是没有 BRCA 突变的三阴性乳腺癌，PARP 抑制剂整体效果不理想，甚至可能还不如化疗。

为什么有这样的选择性？

这就涉及 BRCA 和 PARP 的生物学功能了。刚才说了，BRCA 是细胞内负责修复 DNA 突变的一类主要蛋白，PARP 也是，这两组蛋白是守护我们细胞DNA 稳定的 "左右护法"。

BRCA 突变的癌细胞，对 PARP 抑制剂特别敏感，原因是它们比没有突变的细胞更离不开 PARP。

为什么呢？因为 BRCA 突变带来的 DNA 修复缺陷对癌细胞来说是双刃剑。

一方面，它是优势，让癌细胞能更快地发生基因突变，进化得更快，更容易产生耐药性。

另一方面，它是劣势，因为已经发生 BRCA 突变的癌细胞如果再没了 PARP，就会导致彻底的 DNA 崩盘，很快就会死亡。

一点混乱是优势，彻底混乱就崩盘了（图 26）。

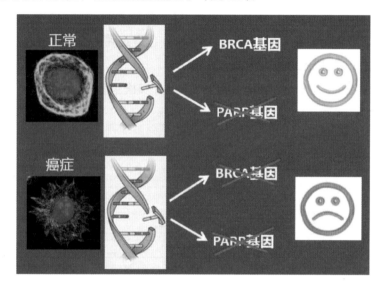

图 26　BRCA 与 PARP

所以，PARP 抑制剂对 BRCA 突变的乳腺癌或卵巢癌效果很好，但对没有 BRCA 突变的癌细胞效果有限。

同样的原理，PARP 抑制剂也不会大片杀死正常细胞，因为它们也有正常 BRCA 蛋白。这也保证了这个药物副作用比化疗更可控。

### PD-1/PD-L1 抑制剂

除了 PARP 抑制剂，免疫疗法也是值得关注的点。

这几年最热门的抗癌药，就是 PD-1/PD-L1 类免疫药物，比如纳武单抗（nivolumab；商品名：Opdivo®，也叫 O 药，欧狄沃®）、派姆单抗（pembrolizumab；商品名：Keytruda®，也叫 K 药，可瑞达®）或阿特珠单抗（atezolizumab；商品名：Tecentriq®，也叫 T 药）。这些药物在一些晚期癌症患者身上取得了很好的疗效，尤其是黑色素瘤、肾癌、霍奇金淋巴瘤等。

PD-1 免疫药物在部分三阴性乳腺癌中也有效。

比如，2017 年公布的临床数据显示，如果三阴性乳腺癌高表达 PD-L1 蛋白，那么派姆单抗用于一线治疗的时候，40% 的患者肿瘤得到控制，其中 20% 左右显著缩小。类似的，用阿特珠单抗作为一线药物治疗 PD-L1 高表达的晚期转移乳腺癌患者时，两年存活率接近 50%，显著超过了历史数据。

这些新闻都让人兴奋。

现在问题是一线单独用药有一定效果，但用于二线治疗的时候就差多了，比如，用派姆单抗后，只有 5% 的肿瘤显著缩小。

这些结果提示，如果三阴性乳腺癌要单独尝试免疫疗法，尽早使用成功概率

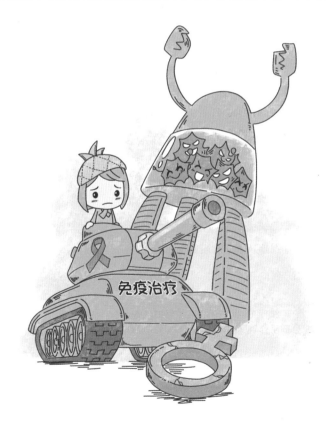

**免疫疗法不应该等到最后才考虑**

更大。

对于已经对一线化疗耐药的患者怎么办呢？

5% 的肿瘤缩小比例显然很不给力。给下一步免疫疗法研究提出了两个重要方向：

1. 寻找能预测这 5% 患者的生物标记物。从数据来看，虽然单独用药只有 5% 的肿瘤缩小，但一旦起效，就能对患者产生持续效果。如果能提前通过一些检测找到这 5% 会响应的患者，就能实现精准医疗。

2. 寻找能和 PD-1 药物配合的其他疗法，提高响应率。对于另外 95% 单独使用 PD-1 疗法无效的患者，需要其他疗法。这或者是全新疗法，或者是包含 PD-1 药物的组合疗法。目前，化疗、放疗、靶向药物、其他免疫药物都是潜在能和 PD-1 联合使用的候选者。

关于更多乳腺癌中的免疫疗法问题，我们会在后文详细讨论。

除了 PARP 抑制剂、PD-1 免疫疗法，还有很多别的新药在针对三阴性乳腺癌的临床试验中，包括 trametinib（MEK 抑制剂）、恩杂鲁胺（AR 抑制剂），甚至还有全新的治疗方式，比如溶瘤病毒、肿瘤浸润淋巴细胞（TIL）疗法等，有些已经开始露出一些曙光。

毫无疑问，三阴性乳腺癌是目前乳腺癌中最棘手的一类。但随着精准医学的发展，新技术的不断涌现，我们完全有理由相信在不久的将来，三阴性乳腺癌也能够得到有效的控制，成为不再致命的慢性病！

小结
- 三阴性乳腺癌细胞不表达雌激素受体（ER）、孕激素受体（PR）或人表皮生长因子受体 2（HER2）。它是目前乳腺癌中最棘手的一类，预后相对较差。
- PARP 抑制剂，包括奥拉帕利、talazoparib 等的出现给携带 BRCA 突变的三阴性患者带来福音。
- 免疫疗法对三阴性乳腺癌的治疗还在探索和优化中，部分患者会从中受益。

# 乳腺癌中哪些免疫疗法靠谱？

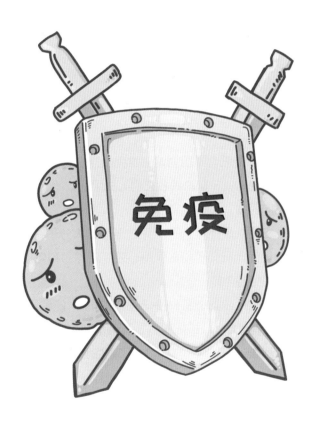

现在说起抗癌进展，最火爆的无疑是免疫疗法。所以这本书里，我也必须专门用一章来介绍乳腺癌中的免疫疗法。

由于概念火热，现在很多疗法都称自己为免疫疗法或者生物疗法。其中靠谱的少，不靠谱的极多。不靠谱的里面，有些是还没有被证明，有夸大宣传的嫌疑，更多的则是纯粹忽悠，新瓶装老酒，把以前不靠谱的东西包装了一下，贴上"免疫疗法"的标签，再次出来招摇撞骗。

我个人觉得，目前对乳腺癌患者而言，真正值得患者关注的免疫疗法主要有下面几种：

1. 抗体靶向药物

2. PD-1/PD-L1 抑制剂

3. 肿瘤浸润淋巴细胞疗法

## 抗体靶向药物

我之所以推荐大家关注，是因为这三类免疫疗法都已经各自在乳腺癌中显示了一定的临床疗效。我们就一起来看看它们的战果吧。

首先是抗体靶向药物。

在乳腺癌里，主要就是针对 HER2 阳性亚型的大分子靶向药物，比如曲妥珠单抗等。这些药物虽然叫靶向药物，但是起效的原理却和免疫系统密切相关，准确地说，应该叫靶向免疫药物。

曲妥珠单抗是针对癌细胞表面 HER2 蛋白的抗体，能够紧密地结合癌细胞上。由于一个癌细胞表面有无数的 HER2 蛋白，因此会结合很多的曲妥珠单抗。从远处看，曲妥珠单抗就像一层衣服一样，盖在了癌细胞上。

这就要出事儿了。

正常细胞表面是不会出现这么多抗体的，所以这种"穿衣服"的细胞显然很不正常。当免疫细胞（自然杀伤细胞、巨噬细胞等）经过的时候，很快就能识别这种穿着奇怪的细胞，并且干掉它（图 27）。通过特异的抗体识别，来诱导免疫细胞杀伤特定的癌细胞，这就是曲妥珠单抗这类大分子靶向药起效的重要机制。在专业上，我们称这个现象为"抗体依赖的细胞介导的细胞毒性作用"（antibody-dependent cell-mediated cytotoxicity，ADCC）。

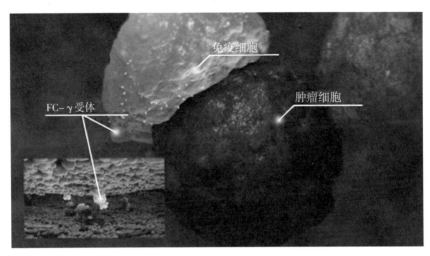

图 27　免疫细胞、肿瘤细胞与特异性抗体

好几个重磅的抗癌药都是主要通过 ADCC 机制来起效的。除了治疗乳腺癌的曲妥珠单抗，还有治疗淋巴瘤的利妥昔单抗（美罗华），以及最近刚在欧美上

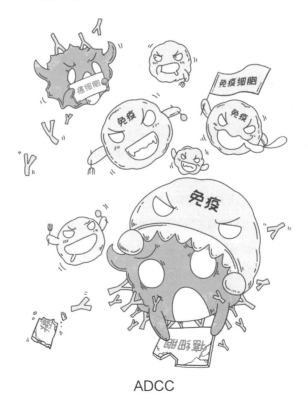

ADCC

市的治疗多发性骨髓瘤的新药 daratumumab，等等。

## PD-1/PD-L1 抑制剂

现在大家说"免疫疗法"，一般就是指 PD-1/PD-L1 抑制剂这类药物。它们也被称为"免疫检验点抑制剂"。

"免疫检验点"不太好理解，大家可以简单地理解成一个免疫反应的关卡，就像公路检查站一样，告诉免疫系统应该向前攻击目标还是应该打卡下班休息。

免疫检验点是人体自然存在的控制免疫反应的重要临界点，同时有很多激活和抑制的力量在这里进行较量，如果最终激活力量占了上风，免疫系统就被激活，开始清除细胞或病原体；如果抑制力量占了上风，免疫反应就不会被激发。

为什么免疫系统要设立免疫检验点呢？

因为凡事都需要"阴阳平衡"。

生物体的所有系统都是一个通过复杂正反馈和负反馈形成的平衡。正是由于免疫检验点的存在，才保证了免疫系统处在理想状态。如果免疫系统太弱，则容易被感染，容易出现癌细胞，但过犹不及，如果免疫系统被过度激活，就会开始攻击自身正常细胞，产生灾难性后果。很多自身免疫疾病，包括著名的红斑狼疮，就是免疫系统被过度激活的产物。

如果把免疫系统比作一辆汽车，激活正信号就是油门，抑制负信号就像刹车。没有刹车，或者没有油门，都肯定是悲剧的。

PD-1/PD-L1 是一条重要的抑制免疫细胞的信号通路，因此深受癌细胞的喜爱。癌细胞显然不愿意被清除，因此想尽各种手段来躲避免疫系统的攻击，其中一个常用办法就是激活 PD-1/PD-L1 信号通路。当 PD-1/PD-L1 信号被激活后，免疫系统就收到信号："这里没事，回去休息吧！"。这种调控 PD-1/PD-L1 的能力很多正常细胞都有，并不是癌细胞特有的功能，只是有些坏蛋很聪明，"拿来主义"窃取并放大了它的效用。

PD-1/PD-L1 抑制剂，比如著名的 O 药、K 药，作用就是解除 PD-1/PD-L1 对免疫系统的抑制。所谓负负得正，通过抑制一个抑制免疫系统的机制，O 药和 K 药这类药物就能重新启动免疫系统，从而对癌细胞进行攻击。

在十多种癌症类型中，比如黑色素瘤、经典霍奇金淋巴瘤、MSI-H 亚型结直肠癌等，这类免疫药物都取得了突破性的进展，让很多晚期无药可治的患者重拾高质量的生活，甚至是重拾整个生命。

乳腺癌也是试验的一个热点。

在各种乳腺癌亚型中，三阴性是目前治疗效果最差、最需要新药的。因此免疫疗法最大的试验田就是在这类患者中。几乎所有的免疫检验点抑制剂都在三阴性乳腺癌中进行过，或者正在进行临床试验。

那这类免疫疗法在乳腺癌中的效果如何呢？

一句话概括：有效果，但单药只是差强人意。

比如默沙东的PD-1抑制剂K药，曾经进行过代号为KEYNOTE-086的一个二期临床试验，专门测试它在三阴乳腺癌中的效果。

如果用于初治患者的一线治疗，整体缓解率（肿瘤明显缩小患者比例）为23%，其中完全缓解率（肿瘤检测不到的患者比例）为4%。这看着还可以。但问题是，如果用于接受过多线化疗的患者，效果就很差了，整体缓解率仅为4.7%，完全缓解率为0.6%。

无独有偶，在另一个免疫药物，罗氏的PD-L1抑制剂阿特珠单抗，在临床试验中也展现了类似的情况。

当用于初诊患者（PD-L1阳性）的时候，整体缓解率为26%，但用于接受过多线治疗患者时，整体缓解率低于10%。

这些数据再次提醒了一点，那就是好药留到最后用不一定是最好的选择，早点用可能效果更佳。从数据来看，无论靶向药，还是免疫药，似乎都是如此。

这并不难理解，由于免疫药物起效需要健康的免疫系统，因此趁患者治疗期短，身体状态好，尤其是免疫系统状态好点儿的时候，早一点开始使用免疫药，或许能达到更好的疗效。

单药效果不理想，咋办呢？

联合用药！

这是最新的一大趋势。很多数据都显示，当免疫疗法结合化疗或放疗，可能产生协同效应，增加效果。

比如，在K药联合化疗药艾日布林的早期研究中，整体缓解率为33.3%，这里面有初治患者，也有经过很多线治疗的患者。从这个数据看，确实比单药更好。

阿特珠单抗也专门在一线患者中做了免疫 + 化疗联合方案，结果早期临床结果显示，整体缓解率高达 70%！最近，公司已经宣布，在三期临床试验（代号为 IMpassion130）中，阿特珠单抗 + 紫杉醇作为一线治疗取得了成功，延长了患者的总生存期！

这是全球第一个，针对三阴性乳腺癌取得成功的免疫疗法三期临床试验，也期待有更多的好消息。

总之，PD-1/PD-L1 类免疫检验点抑制剂目前在乳腺癌治疗中整体缓解率偏低。但在一线治疗组，或者具有明确分子标记特征的患者中，获益更高一些。未来的重点，一方面是寻求更好的组合疗法，另一方面是找到能预测对单药响应患者的标记物。毕竟，能不用化疗就实现缓解是最好不过的了。

肿瘤浸润淋巴细胞疗法

最后一种要介绍的免疫疗法，叫作肿瘤浸润淋巴细胞（tumor infiltrating lymphocyte, TIL）疗法。

TIL 疗法的原理并不复杂，基本就三步：

1. 取出患者的肿瘤组织，从中提取免疫细胞，主要是 T 细胞。

2. 在体外筛选能识别癌细胞的 T 细胞，并且大量扩增到几百亿甚至上千亿个细胞。

3. 把扩增好的细胞输回患者体内，让它们去和癌细胞 PK。

说起来简单，但这是一个技术性要求很高的工作，尤其是第一步和第二步，全球没有几个地方能顺利完成。美国国家癌症研究所（National Cancer Institute，NCI）的史蒂文·罗森伯格（Steven Rosenberg）博士是这种技术的先行者和领军人物。

为什么要从患者肿瘤组织里面提取免疫细胞？血液里面不是到处都是免疫细胞吗？

因为不同地方的免疫细胞，识别肿瘤的能力迥异。

大家可能不知道，咱们身体内免疫细胞是有明确分工的，并不是万能型。它们有的识别病毒，有的识别细菌，有的识别肿瘤。这就像一个社会中的人，有各种职业，都很重要，但分工不同。

血液里面分离的免疫细胞，绝大多数都是针对细菌、病毒这些坏蛋的，能识别肿瘤细胞的比例极低，不到 0.5%。而肿瘤组织里分离出的免疫细胞，识别肿瘤的比例要高很多。

咱们不是简单地要更多免疫细胞，而是要更多能识别癌细胞的免疫细胞！如果不能识别，再多也是枉然，对患者来说没用。这就像要上战场，光人数多并没有太多用，因为里面可能很多人都晕血，无法打仗。要想打胜仗，关键是要战士多，特种兵更好。

这项技术并不新，从 20 世纪 80 年代就已经用在患者身上，主要治疗黑色素瘤，有效率达到 50% 以上，很多晚期患者能被"临床治愈"。随着科学和临床进步，尤其是基因测序、免疫特异性检测技术，包括其他免疫疗法的成熟，最近它开始在其他癌症类型，包括乳腺癌中展现疗效。

2014 年，权威的《科学》杂志上发布了一个案例，一位 6 个孩子的妈妈美琳达·巴基尼（Melinda Bachini）被诊断为胆管癌，无药可治，结果使用两轮 TIL 疗法后，肿瘤快速缩小，她几乎恢复了正常的生活。

现在的美琳达，在家照顾 3 个还未成年的小孩，每天遛狗跑步两英里[①]。同时她是"胆管癌研究基金会"的积极倡导者，在世界各地分享自己的故事，鼓励科学家和医生研究罕见癌症，鼓励患者参与临床试验。

乳腺癌里也有成功的例子，比如 2018 年顶尖的《自然·医学》杂志上就发表了一个案例。

现年 52 岁的工程师朱迪·珀金斯（Judy Perkins），2003 年曾因乳腺癌做过乳房切除手术，但在 2015 年，她体内的癌细胞又复发了，并且转移扩散到了肝脏。

在没有特别好办法的情况下，朱迪选择参与 TIL 临床试验。

和标准流程一样，研究者首先对患者肿瘤进行了 DNA 测序，找到了特定的基因突变，同时他们也采集了肿瘤浸润淋巴细胞（TILs）。

通过复杂的分子生物学和细胞生物学试验，科学家找到并提取出了患者体内针对癌细胞的免疫细胞，并且对这些免疫细胞进行了大量扩增。这就是体内抗癌的"特种部队"。

---

① 1 英里 =1.609 千米。

大量的免疫细胞"特种部队"经过体外培养后，重新注入患者体内。为了增加疗效，科学家加入了另外两个能增加抗癌免疫力的药物：白介素 2（IL2）和 PD-1 抑制剂派姆单抗。没错，就是前面我们聊过的免疫检验点抑制剂 K 药。

这是不折不扣为患者量身订制的免疫疗法，而且是三管齐下。

结果奇迹发生了！

朱迪体内的癌细胞被完全消除，并且截至论文发表的时候，效果已经维持了近两年。朱迪是户外运动爱好者，最近她在美国佛罗里达州完成了一趟近 2000 千米的极限皮划艇之旅！她的感觉好极了！

毫无疑问，TIL 疗法是一个突破，给一些绝望的晚期患者带来了新希望，但它很长时间都处在试验阶段，一直没有办法推广。为什么呢？

除了技术难度很大，很少有人能做以外，还有个重要的问题，那就是 TIL 疗法有效率比较低。这种治疗方法并不适用于多数患者。

除了黑色素瘤等少见的肿瘤类型，TIL 疗法在参与试验的人里面只有 15% 左右的有效率，目前还无法预测谁会从中获益。

由于 TIL 疗法是个性疗法，操作复杂，价格很昂贵，如果 7 个人里面只有 1 人有效，实在很难上市推广。

无论如何，TIL 疗法很值得关注，它不可辩驳地证明了人体内天然存在能对抗癌症的免疫细胞，而且取决于每个人癌细胞突变不同，对抗癌细胞的免疫细胞也都是不一样的。这些结论，对于抗癌的精准医疗，有着非常重要的意义。

未来，我们希望能找到预测 TIL 疗法效果的生物标记物，同时也需要大力尝试组合疗法，来提高它起效的比例。前面提到的，它和 PD-1 抑制剂的强强联用，也带来了临床全新的思路，有望帮助更多患者。

总之，各种免疫疗法都在快速推进，也慢慢开始给以前治疗效果不太好的乳腺癌患者带来新的希望。大家有理由保持乐观，保持希望，因为永远不知道下一次突破什么时候就来了！

**小结**

● 乳腺癌中展示过疗效的免疫疗法包括抗体靶向药物，PD-1/PD-L1 抑制剂和肿瘤
  浸润淋巴细胞疗法等。

● 三阴乳腺癌中单独使用 PD-1/PD-L1 抑制剂效果不够理想，组合疗法是主流方向。

● 肿瘤浸润淋巴细胞疗法在个别患者身上展示了惊人疗效，但它技术难度大，有效
  率不够高，目前还没有推广。

# 孕产妇患了乳腺癌怎么办？

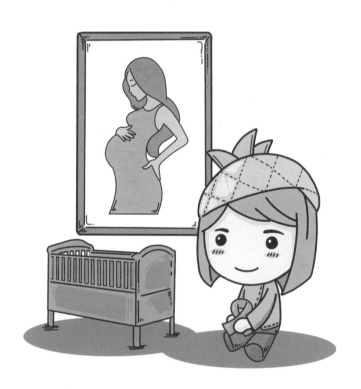

关于乳腺癌与怀孕，有好多大家关心的问题，包括：

- 怀孕期间会得乳腺癌吗？
- 孕期得了乳腺癌，治疗有什么不同吗？
- 乳腺癌治疗过程中，能给孩子喂奶吗？
- 以前得了乳腺癌，还能怀孕吗？

……

### 孕妇会得乳腺癌吗？

今天咱们就来聊聊这个特别的话题。

坊间广泛流传一句话：孕妇不会得乳腺癌。

真的吗？

当然不是。

虽然概率并不高，但有些孕妇或者刚生了孩子的新妈妈会被诊断为乳腺癌。怀孕本身当然不是致癌因素，但孕期由于雌激素分泌改变，有可能让乳腺癌生长加快，从而被发现。

据美国统计，每3000位孕妇中就会有一位被诊断为乳腺癌，这个数字很可能会进一步提高。为什么呢？

因为诊断乳腺癌的孕妇岁数一般偏大，集中在32~38岁之间。而随着社会转型，越来越多女性推迟生孩子时间，以前20多岁的产妇多，现在30多岁、40多岁的越来越多。落在32~38这个年龄段的孕妇增加，因而可以预想，其中出现乳腺癌的比例也会增加。

比较麻烦的一点是，孕妇或产妇的乳腺癌相对而言更难发现。

由于目前广泛的科普和教育，很多女性都有了自查乳房的习惯，但孕妇自查很有难度。主要的原因是，在这个阶段受到激素影响，乳房的状态会出现较大的改变，通常变得更大、更丰满。这些变化会让小一点的肿块不容易摸到，或者被忽略。

自查不好使，如果拍片呢？

也不太理想，一方面孕妇通常都不愿意做有辐射的X线等影像学检测，另一方面，中国女性还有一个特别的问题，就是女性的乳房结构通常比欧美的更致密，而在怀孕、生产或哺乳阶段，还可能变得更致密。致密乳房中如果出现肿块，即使用经典的乳腺 X 线钼靶检查，也可能是漏检。

因为上面种种原因，让乳腺癌在特殊时期的女性中容易隐身，往往要相对较晚才被发现。

## 孕期乳腺癌的治疗

如果顺利发现了乳腺癌，那么就应该考虑治疗问题了。相比普通的患者，孕期的乳腺癌治疗有哪些特别的注意事项呢？

出于对胎儿和孕妇的保护，无论哪种肿瘤，孕期治疗的时候都和平时不太一样，尤其对放疗和药物使用都是严格控制的。

孕期乳腺癌的治疗难度相对比较大，原因就是很多有效的主流药物对胎儿或孕妇可能造成伤害，因此不能使用。比如很多化疗药是不能用的。部分化疗药本身能导致基因突变，因此不适合孕妇，只有作用机制比较特别的一类化疗药物能在孕期使用，而且即使要用，一般也要等到孕期超过 3 个月以后。

很多内分泌治疗药物也基本没法用，因为它会造成全身性激素变化，影响胎儿发育。比如常用的他莫昔芬，就是明确标明"妊娠期或哺乳期禁用"（图 28）。

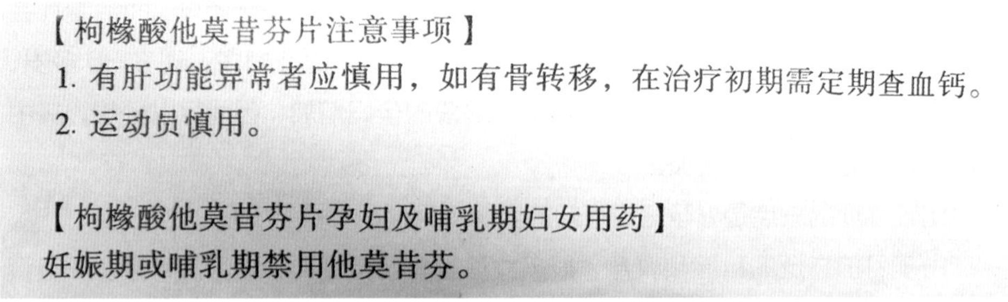

【枸橼酸他莫昔芬片注意事项】
1. 有肝功能异常者应慎用，如有骨转移，在治疗初期需定期查血钙。
2. 运动员慎用。

【枸橼酸他莫昔芬片孕妇及哺乳期妇女用药】
妊娠期或哺乳期禁用他莫昔芬。

图 28　他莫昔芬说明书（部分）

一些靶向药物，比如曲妥珠单抗效果很好，但孕妇也不能用，因为会导致羊水过少、胎儿肺发育不全、骨骼异常，甚至新生儿死亡。

所以，在乳腺癌治疗过程中，请大家务必和医生沟通，明确药物的安全性。

放疗也可能对胎儿造成风险，因此使用是相当谨慎。早期肿瘤一般不用，即使要用，也最好是等到分娩后再用。

在各种限制下，对于孕期乳腺癌，手术是最常见的治疗方法。对于早期乳腺癌，手术可能就够了。但对晚期乳腺癌，为了防止进一步扩散和转移，必要的时候还是得加上化疗和放疗。但出于对胎儿的保护，无论是化疗药物种类的选择，还是放疗的剂量和使用时间都有非常严格的限定。

有人会问，如果这么麻烦，是不是得了乳腺癌最好直接终止妊娠？

确实，有时候医生会推荐放弃妊娠。

比如在怀孕早期就被诊断为乳腺癌晚期，为了治疗效果好，必须尽快开始用化疗。由于化疗药物对这么早期的胎儿肯定会造成伤害，因此终止妊娠可能是最好的选择。

但并不是一旦被查出乳腺癌，就必须立刻终止妊娠。

想终止妊娠的人通常有两方面考虑，一是为了孕妇，二是为了孩子。

一方面，她们觉得乳腺癌和怀孕期激素紊乱有关，因而想说终止妊娠或许对孕妇更好。另一方面，她们担心乳腺癌本身或乳腺癌治疗会对胎儿造成影响，以后出现问题。

这两种想法都是可以理解的。

但目前没有证据显示终止妊娠就能改变乳腺癌患者的生存期，另外，也没有发现乳腺癌本身会对胎儿造成伤害。所以如果情况允许（不需要化疗、放疗），并且孕妇愿意，妊娠是可以继续的。

当然，要不要孩子永远是个人选择，不管出于什么原因，如果家庭觉得终止妊娠更好，或坚持继续妊娠，都完全可以理解。

## 乳腺癌患者产后问题

好了，经过九九八十一难，被诊断乳腺癌的女性没有放弃，和医生积极配合，顺利把孩子生下来了！一切平安！

恭喜，坚强地和孩子一起渡过了第一道难关！

这时另一个常见问题来了：能母乳喂养吗？

这也没有统一答案，要根据个人情况，包括身体状态和治疗阶段来判断。

有一些情况下，确实需要停止母乳喂养。

第一，如果计划要做手术，应该停止母乳喂养。这可以减少进入乳房的血流量，有助于缩小癌肿的体积，降低手术难度，提高效果。

第二，正在接受化疗的女性不应该母乳喂养。不少化疗药物，尤其是环磷酰胺和甲氨蝶呤，容易在母乳中积累到比较高的浓度，对婴儿造成伤害。

### 乳腺癌患者如何备孕？

刚才讨论的是孕期得乳腺癌怎么办，但其实这类人不多。相对的，怀孕前得乳腺癌的年轻人却不少。

对她们而言，关心的是如果得过乳腺癌，还能怀孕吗？怀孕会增加复发概率吗？如果怀孕，有什么注意事项？等等。

从目前研究来看，怀孕并不会造成更多乳腺癌复发，影响女性的生存期，因此简单答案是可以怀孕的。

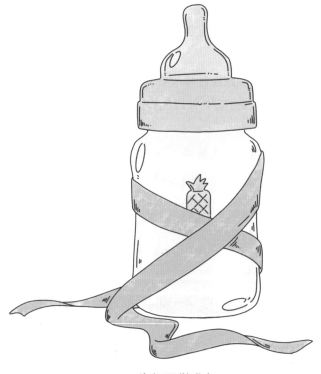

**为怀孕做准备**

但想怀孕可能需要在治疗前就做好准备。

不管是一胎，还是二胎，对于未来想生宝宝的乳腺癌患者，一定要了解更多有关生殖的知识。

乳腺癌的化疗、放疗、内分泌治疗等，都可能对卵巢造成比较明显的伤害，因此部分患者在治疗后会失去生育能力。对于有生孩子意愿的女士，治疗中有两点必须和主治医生密切沟通：

1. 争取在放疗、化疗、内分泌治疗等过程中，加入对卵巢的保护。

2. 了解辅助生殖技术，考虑提前冻存卵子。

如果乳腺癌治疗、生殖保护都一切顺利，一些医生还是建议女性在完成乳腺癌治疗以后，等待两年再尝试怀孕。背后有多个原因。

一方面，刚治疗完毕的女性还有一定复发风险，而刚才说了，如果肿块不大，孕期的乳腺癌会更难被发现。因此，等待一段时间再怀孕，有利于留出时间来监控复发情况。早发现、早治疗、早治愈。

另一方面，乳腺癌的治疗，无论手术、放疗，还是靶向药化疗，都可能对女性身体有伤害。由于怀孕也会给女性身体带来很大负担，因此等待一段时间有利于女性恢复身体，保证孕妇和胎儿的健康。

每个人都有成为母亲的权利，科学家和医生只是希望尽量保护每一位母亲和每一个家庭。

祝福所有人都梦想成真，健康平安！

小结

● 孕妇也可能被诊断乳腺癌。岁数一般偏大，集中在 32~38 岁之间。

● 孕期乳腺癌的治疗难度相对较大，很多治疗方式，包括放疗、化疗、靶向药物都对胎儿或孕妇可能造成伤害，不能正常使用。

● 乳腺癌的治疗可能对卵巢造成伤害。如果未来想生孩子，治疗中需要和主治医生探讨对卵巢的保护和卵子冻存技术。

# 乳腺癌的替代疗法有哪些？

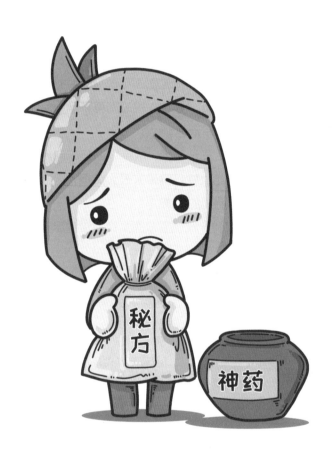

无论手术、化疗、放疗、靶向治疗，还是免疫治疗，这本书到目前为止，我们讨论的全部都是对抗乳腺癌的主流疗法，都是现代医学的内容。

但在面对癌症治疗的时候，每个人，在某个时候都难免会问一个问题：除了这些现代医学方法，值得尝试其他疗法吗？

即使患者自己一开始非常坚决地选择主流治疗，但 99% 的患者身边都会不可避免地出现各种亲戚、朋友、同事、网友等，给大家介绍各种非主流的方法。与欧美国家相比，中国尝试偏方的患者比例很高，绝大多数人在治疗的某个阶段，都会尝试一些偏方。

有些方法看着就很离谱，很容易鉴别，比如一些奇怪的偏方：生吃蛤蟆治胃癌、吃绿豆治白血病、请道士作法驱邪等。但还有更多听起来确实有些道理，不那么容易判断，比如各种保健品，还有各种所谓的"替代疗法"，包括针灸、按摩、瑜伽、冥想等。

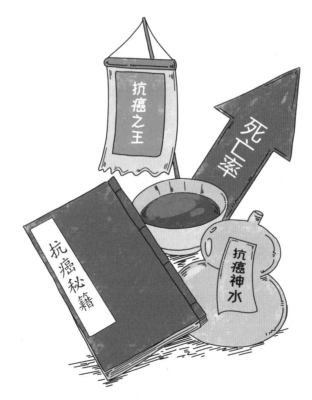

**只用替代疗法，死亡概率显著增加**

那么，到底怎么看待这些非主流的方法？如果要尝试，有什么注意事项？怎么尽量保证最佳治疗效果？这里就从科学思维的角度，给一些建议，供大家参考。

首先有一点要明确，就是不能放弃主流疗法。如果指望单靠其他偏方能治愈癌症，这成功的概率是极低的。

尤其是对主流疗法效果很好的早期癌症。

最近发表在《美国国家癌症研究所杂志》的一篇论文显示，对于早期乳腺癌和结直肠癌患者来说，如果放弃手术、化疗等被证明有效的方法，而用其他替代疗法，5 年后死亡概率增加了 5 倍以上！

当然还是那句话，我只能摆事实，最后的决定还是患者和家属自己来做，毕竟，自己的生命自己做主。

## 非主流疗法真与假

面对非主流疗法要特别小心，因为所有的非主流疗法，都没有被严格的临床试验证明有效。

这是事实。

无论别人给你吹得多么天花乱坠，摆出多少鲜活的例子，都无法改变这个事实。非主流之所以是非主流，就是因为它没有经过严格的大规模科学检验，没有被批准上市。

为什么没有被检验呢？

只可能有两个原因：①本身无效，经不起检验；②推崇者不懂科学，不知道怎么检验。

从我的经验来看，99% 的情况是前者：有些东西感觉有效，但一旦客观地做大规模临床试验，立刻就露馅了。不只是中国，全世界各个角落，每天都会冒出各种号称有效的抗癌疗法，但能成为主流的凤毛麟角。

一个真正有效的抗癌方法是不可能长期作为非主流存在的！

为什么？

原因很简单，把抗癌药弄上市利益太大了！

大家都知道现在主流抗癌药有多贵。一个经过临床试验证明而上市的药物，一年获利几亿元是非常轻松的，世界上卖得最好的几个抗癌药，比如治疗乳腺癌的赫赛汀、安维汀等，一年全球销售额你猜多少？

400 亿元人民币以上！

而一个靠微信群、靠论坛推广的非主流药物呢？一年忽悠个几百万算不错了。天壤之别。

出个选择题，如果你真有个很好的抗癌药物，是在微信群推销，卖个几百万元，还是努力做临床试验上市，卖几亿元？

这完全就是送分题啊。

但如果有神医信誓旦旦地说，方法绝对有效，只不过他长期隐居，不愿出世，或只想救人，不想浪费时间做临床试验。有可能吗？

当然没可能。这些都是拙劣的借口，不符合逻辑。

很简单，现在中国有成千上万的投资人，还有各种专业风险投资机构，每天的任务就是挖地三尺，找到任何有前景的药物，进一步开发上市。

只要一个疗法真的有效，即使掌握技术的人本身没兴趣推广，也肯定会有人抢着掏钱帮忙做临床试验，然后把它弄成主流药物上市的。

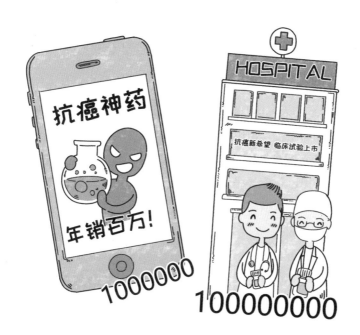

几亿元 vs. 几百万元，你选哪个？

有钱不赚的事情，对个人有可能，对全社会绝不可能。

总之，偏方 = 没验证。

注意，我不是说偏方一定无效，而是说它一定没有被证明有效。因为一旦被证明，就不再是偏方，而成了价值连城的主流药物。凡是说肯定有效的"非主流疗法"，一定是睁眼说瞎话。

## "偏方"的特点

很多偏方之所以流行，核心原因就是它的效果容易被夸大，主要原因有两方面。

### 1. 通常只有成功的案例被传播，而无效的情况则被淹没了。

一个有效率 1% 的抗癌方法，大家听到的却是 100% 的成功故事，因为那99% 使用无效的人，都已经没有机会发言了。前两年"90 后"演员徐婷得淋巴瘤之后，由于怕化疗，放弃正规治疗，转投某小地方隐居的神医，据说其治疗癌症效果非常好。结果医生居然对她进行拔火罐等方法治疗，最后搞得皮肤严重溃烂。女孩最后不是死于癌症，而是死于感染。如果不是因为她是名人，加上亲属公开了这个情况，没有人会知道"神医"害死了一个年轻女孩。

### 2. 传播偏方的人，绝大多数不了解真相。

99% 推荐偏方的人其实都没有自己试过，而是听说别人的故事，隔壁老王或是同事李姐。而老王和李姐也没亲自试过，而是从老邓和张姐那里听来的……就像击鼓传花一样，偏方越传越神，离事实越来越远。我见过无数这样的例子，拍着胸脯说"亲眼见过"疗效显著的人，在深入追问下，最后都承认故事是听来的！"但讲故事的人我认识，很可靠！"他们最后总要加上这句话。让成年人承认错误太难了。

我再给大家举个例子。

我有个朋友患早期乳腺癌，手术 + 放疗 + 内分泌治疗效果很不错，基本就算康复了。但她被人推荐去外地某诊所买了一大堆"抗癌防复发"中草药回来。其实吃不吃都无所谓，但没想到一年后，她康复后容光焕发的照片居然上了那个诊所的宣传材料，成为一名"果断拒绝害人西医，使用自然疗法痊愈"的晚期癌症患者。

这显然是歪曲事实，但其他人又怎么知道真相呢？

我相信很多人看到我这亲戚容光焕发的宣传照，就立刻会为这个无毒无害的"抗癌草药"义务宣传了。"眼见为实"！？但你怎么知道看到的是不是真相呢？

在互联网时代，网上充斥着大量乱七八糟的信息，获取真实可靠的信息，反而越来越难了。

## 人靠谱与疗法靠谱

还有一件事儿大家总是混淆，那就是"人靠谱"和"他（她）推荐的疗法靠谱"是两件独立的事情。

靠谱的人推荐的疗法，不一定靠谱！

很多人相信偏方的原因，是因为推荐它的人非常值得相信，"绝对不可能骗人"。

这两者其实没有关系。一个好心人，如果没有科学思维，极有可能被人忽悠，然后把无效的疗法推荐给身边的人。好心办坏事的情况实在太多了。

比如，我最近就听到一个读者分享的故事。一位早期肺癌患者的姑姑极力反对他做手术，而是推荐吃红薯叶子，说能清肺，听说有人坚持用这个方法一年后肺癌就消失了。

他姑姑绝对是好人，无非是希望自己外甥少因病受罪，这无可厚非，但她没有科学思维，差点造成伤害。事实是什么呢？这位读者去找"吃红薯叶子被治愈"那位患者时，才知道他其实根本没有确诊，既没有手术，也没有穿刺，从头到尾只是一开始 CT 影像显示有阴影。而这种阴影很可能只是炎症，吃不吃一年红薯叶子，炎症都会消失。

真正的早期肺癌患者，本来手术或放疗就可以治愈。但如果因为相信这些偏方而错过早期干预机会，让癌细胞再恶化一年，不是太可惜了吗？

## 正确看待替代疗法

难道除了手术、化疗、靶向药这些治疗方法，别的什么都不能试吗？

当然不是了。

我反对大家放弃正规治疗，而纯靠偏方治疗。但很多方法是可以用于辅助正规治疗的。

比如，改善饮食、加强锻炼。

要想战胜癌症，必须有健康的饮食，大家可以咨询医生是否有特别推荐的食物或者饮食方式。有些食物可能帮助药物起效，有些可能帮助降低化疗或放疗副作用。当然，我们也推荐大家避免一些食物，比如高油、高脂、不易消化的食品。

规律的锻炼也很重要，有证据显示规律运动能改善患者生活质量，包括增强免疫系统、降低疼痛感觉等。但请量力而行、避免受伤。

那怎么看待针灸、按摩、瑜伽、冥想等被广泛使用的"替代疗法"呢？

与其他偏方一样，这些方法都没有在大规模临床试验中验证有效，因此不能指望单靠它们就来治愈癌症。但是，我个人不反对在专家指导下尝试。有两个主要理由：

1. 它们通常不贵，甚至是免费，而且不对已有的治疗方案带来伤害。

2. 虽然没有试验证明，但确实经常给患者带来好处，比如降低疼痛、缓解焦虑、改善心情等。我们无法排除是否是"安慰剂效应"，但由于效果是客观存在的，应该可以考虑作为现代医学的辅助，提高生活质量。

医疗是一个整体工程，除了科学，还有很多艺术。

## 中药与补品

最后谈一个在中国避不开的话题：中药和补品。

这两类东西特别难判断，因为全是五花八门，每个地方、每个人推荐的都不一样，又都认为自己的最有效。

我一向的态度是，无论是中国传统中药，还是西方现代保健品，如果要推广，都需要按照同样的科学标准验证。很可惜，到目前为止，还没有一个中药或保健品经过了这样的严格测试。所以，无论大家多么相信，爱国情感多么强烈，在癌症治疗方面，它们现在都只能被归入"偏方"的行列。

我个人非常理解患者，尤其是无药可用的晚期患者想尝试这些偏方的心情和原因。所以我不认为让大家什么都不吃是正确的答案。

从现实的角度，我给一个建议：如果愿意，可以尝试，但必须注意避免副作用。

比如，有些保健品会降低其他抗癌药物的效果，甚至可能会加速癌细胞生长，因此一定要谨慎使用。最近就有研究发现吸烟的人大量补充维生素 B，反而会加快肺癌发生。

还有一些中草药本身就有毒性，长期服用会造成伤害。比如被证明能导致肝衰竭的何首乌、能导致肾衰竭的广防己等。

每次说中草药毒性，总有人不服：这些草药老祖宗用了几千年，为什么没事？

因为这些中毒都是慢性的。

对于急性的毒，比如砒霜，老祖宗当然早就发现，并避免了。但对于药物的慢性毒性，是极难发现的。试想一下，老祖宗吃一个药好几年，一直好好的，然后某天突然出现肾衰竭，他当然不会首先怀疑药有问题，而更可能猜测最近是不是吃了什么脏东西。

不只是中草药，西方药物也是一样。慢性的毒性，除非进行系统性科学研究，都是几乎不可能被发现的。

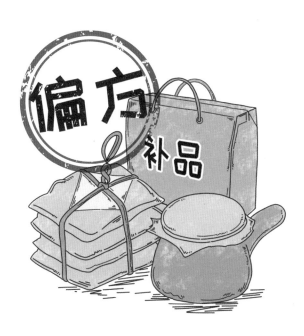

**中药和补品在癌症治疗方面只能算偏方**

总之，我不反对在正规治疗之外，大家使用一些补品，无论是中草药还是保健品。但请记住，这些东西里面都含有复杂的化学成分，有可能干扰正规治疗，也有可能带来新的伤害。因此，使用之前，一定要咨询主治医生，切记！切记！

小结

- 放弃主流疗法，单靠其他偏方的成功概率是极低的。早期乳腺癌和结直肠癌患者，如果只使用替代疗法，5年内死亡概率增加了5倍。
- 偏方都没有经过严格的科学检验，没有被批准上市。只可能有两个原因：一，本身无效，经不起检验；二，推崇者不懂科学，不知道怎么检验。
- "这个人靠谱"和他（她）推荐的"疗法靠谱"是两件事儿。如果一个好心人缺乏科学素养，极可能好心办坏事。

# 如何避免过度治疗?

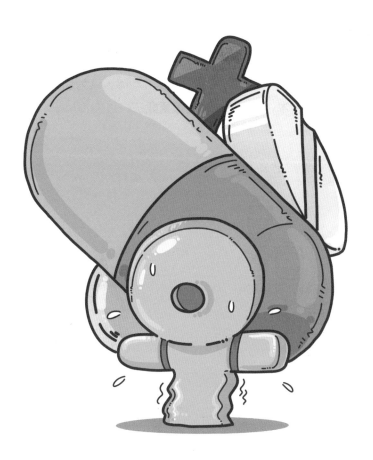

## 平衡"过度治疗"和"治疗不足"

对于癌症治疗，有两大问题：一是对晚期癌症的办法有限；二是对早期癌症的过度治疗。

我们大多关注第一点，前面多数文章也都是集中讨论晚期患者的治疗新药，但事实上，第二点同样有巨大的影响，尤其对于乳腺癌而言。

乳腺癌是女性第一大癌症，随着检测意识和水平提高，越来越多早期乳腺癌患者被发现。对于她们的最佳治疗方法是什么，即使在医生中间，也存在巨大争议。

核心问题，在于如何平衡"过度治疗"和"治疗不足"二者的风险。不同医生的选择和喜好是不同的。

比如，在手术选择上，有的医生会倾向全乳切除，认为切得干净最重要。有的医生则倾向用保乳手术，认为减少伤害最重要。

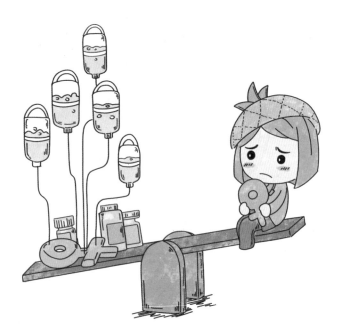

平衡"过度治疗"和"治疗不足"

在手术后的辅助化疗上，有的医生倾向于只要有风险就化疗一段时间，不怕一万只怕万一，而有的医生倾向于观察，尽量避免使用化疗。

这些争议，固然与医生性格有关，但更重要的是，长期以来没有帮助判断的证据。要解决这些问题，尽量避免过度治疗，还是得靠严谨的研究、靠数据。

近期的一些研究显示，很多早期乳腺癌患者可以避免化疗或者乳房全切手术。

## 规避化疗

2016 年,顶尖的《新英格兰医学杂志》发表了一个欧洲大规模临床试验结果，证明借助一种新型基因检测技术，可以帮助很多早期乳腺癌患者规避化疗，因为化疗对她们没有任何好处！

一直以来，如果早期乳腺癌患者有一些"临床高风险"的特征，比如年龄低

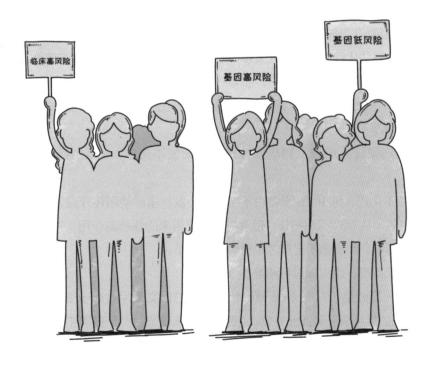

"临床高风险，基因高风险" = 辅助化疗；
"临床高风险，基因低风险" = 无须辅助化疗

于 50 岁、有淋巴结转移等，那手术和放疗后，通常都要再进行化疗，这被称为辅助化疗。目的是杀死可能看不见的残余癌细胞。

之所以有这样的操作，是因为以往临床试验显示，就整体而言，辅助化疗能降低复发率，提高生存率。

但我们都知道，化疗滋味很难受，而且对身体有损伤，可能带来长期副作用，对很多年轻女性患者甚至造成不育。

自然而然的，我们要问：化疗到底对多少人有好处？是不是有些人其实不化疗也不会复发？

现在通过基因检测发现，47% 的患者其实可以不化疗。

某公司开发了一种能预测乳腺癌复发风险的基因检测方法，叫基因标记检测（MammaPrint）。它能通过对 70 个风险基因的检测，来评估乳腺癌的"基因风险"，这个指标结合传统的"临床风险"，能给早期乳腺癌患者带来更准确的风险判断。

研究发现，在"临床高风险"患者中，有 54% 是"基因高风险"，对于这部分"双高"患者，辅助化疗对显著降低复发风险有很大的帮助，这部分人应该继续化疗。

但关键是"临床高风险"中，那 46% 的"基因低风险"患者。

这些人在传统标准下也都需要辅助化疗，但是真的有必要吗？如果不化疗，生存率如何呢？

研究结果让人吃惊！对这部分患者，即使不化疗，5 年生存率已经超过97%！

即使不化疗，近 95% 患者也不会转移复发！虽然使用化疗后，这个数字还能提高 1%，从 95% 到 96%，但考虑到化疗带来的强烈副作用，对生活质量带来的负面影响，我相信不化疗才是更明智的选择。

早期乳腺癌，也应该进行精准医疗！

值得一提的是，70 个风险基因检测方法的论文最早发表于 2002 年！经过14 年漫长的后续研究和商业开发，上万人的临床试验，才终于得到了严谨的结论。单单这项研究，就有可能每年让几十万乳腺癌患者避免完全不需要的化疗。

必须为科学家点赞！

切除还是保乳？

除了要不要化疗，早期乳腺癌患者还会面临一个困难选择，是乳房切除，还是做保乳手术？

乳房切除不仅影响美观，而且会带来身体损伤。但很多医生认为这样的手术更彻底，能降低复发风险，增加存活率。但也有一些医生，愿意选择更加温和的保乳手术＋放疗的方式。

到底哪一种更好呢？支持两方的数据都有。

随着长期跟踪数据的出现，近年来越来越多人开始支持"保乳手术＋放疗"。

比如，2016 年在《柳叶刀·肿瘤学》发表的欧洲大规模研究显示：使用"保乳手术＋放疗"不仅对身体损伤更小，而且复发率低，生存时间长！

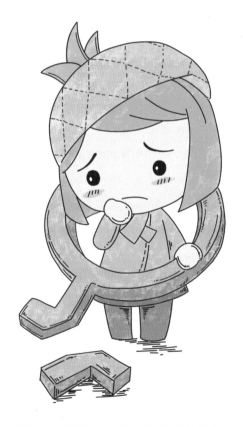

**简单粗暴的一切了之，不一定是最佳选择**

这个结论来自对荷兰 3.7 万多名早期乳腺癌患者超过 10 年的追踪研究。统计显示，接受"保乳手术 + 放疗"患者 10 年生存率是 76.8%，而接受"乳房切除术"的患者只有 59.7%。

显然并不是切得越多越好！

排除其他影响因素以后，"保乳手术 + 放疗"患者 10 年生存率增加了 20%！这是很惊人的。我相信，即使这个数值是 0，很多患者也会选择"保乳手术 + 放疗"，而不是"乳房切除"。

为什么保乳手术效果反而更好？

研究者认为两种方案生存率的主要差异不是来自手术本身，而是来自放疗。

这个猜想现在还没有被证明，但最近确实有研究发现，对癌细胞进行放疗，除了直接杀死被照射的癌细胞，还有可能激活针对癌细胞的免疫反应，就像在体内接种了抗癌疫苗，能进一步扫荡残余的癌细胞。

这或许才是保乳手术配合放疗能降低患者复发率的重要原因。

目前，乳房切除 vs. 保乳手术 + 放疗的争议还在继续。或许有些情况乳房切除有一定优势，但至少，保乳手术 + 放疗是一个非常值得考虑的选项，千万不要抱着"不怕一万，就怕万一"的心态，简单粗暴地选择治疗方法。

必须要指出的是，研究论文永远只能提供参考数据，而治疗方式的最终决定权永远在患者自己。

科学上极少有 100% 的事情，极少有非黑即白。

我经常说，只要是患者在充分了解信息，权衡利弊后做出的决定，都是正确的决定！

比如，即使为了降低 1% 的风险而选择化疗，也是无可厚非的。

随着基因检测等技术发展，以及长期跟踪临床试验数据的出现，对于早期癌症怎么治最好这个问题，答案会越来越清晰。我相信：慢慢地，很多早期患者会开始接受越来越少、越来越温和的治疗方案。

少，有时比多好。这也是精准医疗。

小结

● 早期乳腺癌治疗存在过度治疗风险，患者和医生都需要平衡"过度治疗"和"治疗不足"。早期乳腺癌患者或许不需要化疗或者做乳房全切手术。

● 通过基因检测可以评估乳腺癌的"基因风险"，再结合传统的"临床风险"，有可能避免一些低风险患者进行不必要的化疗。

● 全乳切除不是唯一选择。保乳手术及其相关联合治疗，比如"保乳手术＋放疗"是值得考虑的方法。

# 辅助篇

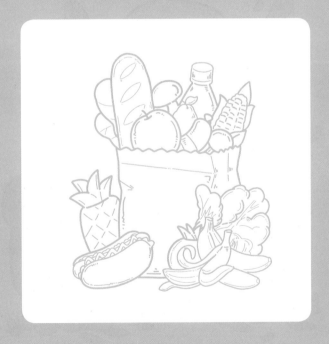

# 舒缓治疗

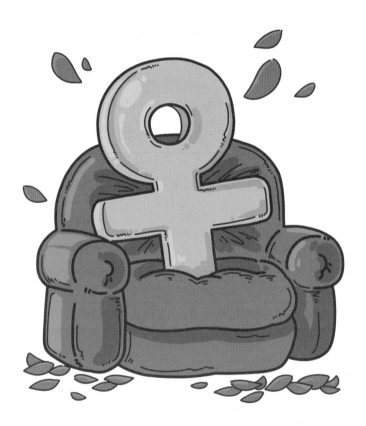

注: 本文作者为肖丹华。

现代医学有局限，要治愈晚期癌症依然是很困难的。那么，如果医生告诉你情况恶化，没有治愈可能，患者和家属怎么办？

很多人以为只有两条路：拼死抢救和彻底放弃。

这两条路都有问题，前者成功率很低，而且会进一步伤害患者身体。后者则会给家属心理带来沉重负担。

今天想告诉大家，其实还有第三条路，那就是舒缓治疗（palliative care），有时也叫姑息治疗。对于很多晚期患者，这是一个远比拼死抢救或彻底放弃更理性、更好的选择。

舒缓治疗，不是放弃，而是建立在坦然面对死亡的基础上，让生命走得有尊严的一种医疗方式。这是一种积极的医疗方式，只不过，它不是一味积极抢救，而是积极地让患者过得最好！

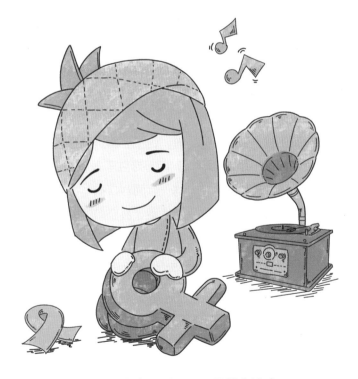

**舒缓治疗关注生活质量，不是放弃治疗**

什么是舒缓治疗？

舒缓治疗是起始于 20 世纪 60 年代的一个医学分支学科。它不以治愈疾病为目的，而是专注提高受到重大疾病影响患者的生活质量，并帮助家庭一起面对这个时期的困难。

它通过减轻患者的痛苦，尤其是控制疼痛和其他疾病相关症状，为患者和家属提供身体上、心理上和精神上的抚慰和支持。

与舒缓治疗紧密相连的，是临终关怀 (hospice)。指对于预期生命不超过 6 个月的患者，通过医学、护理、心理、营养、宗教、社会支持等各种方式，让他们在生命的最后时光得以尽量舒适、有尊严、有准备和平静地离世。

使用利尿剂减轻患者的水肿，使用吸氧来改善患者呼吸困难，使用吗啡镇痛等，都是舒缓治疗的治疗手段。

在美国，很多医院都有专门的舒缓治疗团队。他们和一线医生相比，会花更多的时间和患者及家属沟通，详细介绍病情，了解患者和家属的真实想法、顾虑和困难，并帮助患者和家属理解治疗重心的转移，帮助他们更充分地准备下一步。

舒缓治疗也可以在家里完成。在家里准备临终关怀药箱，有吗啡等镇痛药，有吸氧装置，临终关怀护士会定期上门探访，根据患者情况适当给予药物缓解症状，但不会再抽血化验，当病情恶化时，也不会再折腾患者来住院。

总之，舒缓治疗绝不是放弃治疗，而是专注于改善患者的症状和减轻痛苦的治疗方式。是换一种方式和患者及家属一起面对疾病。

舒缓治疗不仅可以提高患者的生活质量，甚至可能延长患者寿命。

比如，曾有针对晚期胃癌患者的研究，发现实行舒缓治疗的患者，与直到生命最后仍不断进行创伤性治疗的患者相比，生命最后阶段不仅活得更好，也活得更长。

舒缓治疗的核心原则

- 维护生命，把死亡当作正常过程；
- 不加速也不拖延死亡；
- 减轻疼痛和其他痛苦症状；

- 为患者提供身体上、心理上、社会上和精神上的支持直到去世；
- 在患者重病及去世期间为家属提供哀伤抚慰和其他帮助。

举个作者在美国亲眼所见的例子。一位 99 岁常年心衰的老太太，三天两头就得送医院，估计寿命不会超过 6 个月了，最后老太太和儿女们都决定，不要再去医院抽血、输液、检查折腾了，就在家里实行临终关怀照顾和治疗。

老太太住到了自己熟悉的家里，家里备有临终关怀药箱，护士每周去看望她一次，根据症状调整一下药的剂量。

最后一天，她睡在一间布置温馨的房间里，儿女们都围在身边。她身上盖着十多年前她自己亲手织的大花毛毯，穿着一套别致的小花睡衣，手里甚至还握着一只可爱的绒毛小熊。护士刚给她注射了一针小剂量的吗啡，她睡着了，看不出有什么痛苦，很安详，也许就这样永远睡去了。

那幅平和安详的画面，与医院里身上插满了各种管子、体无完肤地去世的痛苦场景有天壤之别。

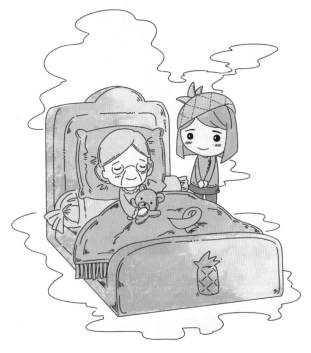

**安详离开的老太太**

需要注意的是，舒缓治疗不是安乐死。

安乐死是患者授权医生使用药物，帮助其快速死亡，也可以说是在医生帮助下的患者自杀。舒缓治疗则是使用各种手段减轻患者痛苦，不加速也不拖延死亡。舒缓治疗在西方社会已被医疗界及普通民众广为接受，而安乐死却还存在着很大的争议。

在亚洲，首先进行舒缓治疗的是日本。在舒缓治疗被纳入医保后，99% 的日本人选择通过舒缓治疗步入死亡。

在国内，即使是在医疗工作人员中，仍有相当大一部分人对舒缓治疗认识不足。而在普通民众中，更是只认可"积极抢救"，回避死亡，加上医疗政策和国家法规上缺乏相应支持，开展舒缓治疗困难重重。

在广大民众中开展死亡教育，改变人们对于积极抢救的盲目迷信，改变大家对于舒缓治疗就等于扔下亲人不管、放弃治疗的错误认识，至关重要。

生老病死，本是生命的自然过程，而人们往往非常重视"生"，却刻意忽略了老、病，尤其是死。

任何人一到产科门诊，就会收到无数的小册子。甚至还有专门的产前培训课，告诉准爸准妈们生孩子是个什么样，应该做些什么准备。

可我们何时见过有任何医院任何机构给你寄小册子，教育普通大众，如果到了生命的最后阶段，会是怎样一个过程，应该做些什么准备，让这个过程顺利平和。

其实这是个比生孩子更普遍的，每个人、每个家庭都将要面对的问题。

为什么我们不能改变一下观念，提前计划好自己或亲人的最后一刻，在面对不可治愈的疾病时选择舒缓治疗，做到开开心心地活、体体面面地死呢？

生命，可以走得很有尊严。

小结

● 舒缓治疗，不是放弃治疗，而是建立在坦然面对死亡的基础上，让生命走得有尊严的一种医疗方式。

● 舒缓治疗不仅可以提高患者的生活质量，也可能延长患者寿命。

● 中国缺乏死亡教育，加上医疗政策和国家法规上缺乏相应支持，舒缓治疗开展依然困难重重。

# 治疗后的随访

治疗后的随访目的

恭喜你,手术、放疗、化疗,你熬过了所有艰难的治疗流程,效果很好,你康复了!

你心里肯定想说,我这辈子再也不想来医院了!

但是,可能还不行。即使乳腺癌治疗结束,你还是需要回来定期看医生,这叫作随访。

乳腺癌治疗结束后的随访非常重要,它有很多重要的目的,包括:

- 检查乳房、胸部或附近淋巴结,监控局部复发。

- 检查身体其他部位,监控转移复发。

- 解答你关于目前药物服用的问题(比如激素辅助疗法)。

- 治疗和处理治疗带来的相关副作用(比如提前的更年期症状)。

- 讨论如何才能降低乳腺癌复发风险(比如保持健康的体重)。

- 讨论家族史,需要的话提供遗传咨询。

- 提供其他常规健康筛查(比如筛查其他癌症、骨密度检测)。

- 更新电子病历,决定以后的护理方案是否需要改变。

- 诊断并治疗心理问题,包括提供抗焦虑或抗抑郁的药物。

- 帮助舒缓情绪。

- 回答你的任何相关问题,答疑解惑。

可以看出,治疗后的随访绝不是走形式,而是整体抗癌治疗的重要部分。做好随访,无论是对心理还是生理的健康都是至关重要的。

随访项目

对于乳腺癌治疗后的随访,表 4 是一些医学检查建议:

表4 乳腺癌治疗后随访检查参考表

| 检查项目 | 适用人群 | 频率和方式 |
|---|---|---|
| 系统常规体检 | 所有人 | 每年 1~4 次(取决于具体情况 5 年后改为每年一次 |

续表

| 检查项目 | 适用人群 | 频率和方式 |
|---|---|---|
| 乳房 X 线影像检查（包括另一侧乳房） | 接受保乳手术 + 放疗 | 放疗结束后 6 个月检查，然后每 12 个月复查 |
| | 接受乳房切除手术 | 每 12 个月检查一次 |
| 骨盆检查 | 所有人 | 每年一次 |
| 宫颈巴氏涂片 | 21~29 岁，没有切除子宫的女性 | 每 3 年一次 |
| | 30~65 岁，没有切除子宫的女性 | 做 HPV 检测，每 5 年一次（推荐）；没做 HPV 检测，每 3 年一次 |
| | 66 岁以上，没有切除子宫的女性 | 和医生讨论是否还值得做检查 |
| 骨骼健康检查 | 骨质疏松症高风险女性，包括：<br>● 使用芳香酶抑制剂<br>● 由于治疗而提前进入更年期<br>● 年龄在 65 岁或以上年龄；60~64 岁，有骨质疏松家族史或体重偏低 | 每 1~2 年测试一次骨密度 |

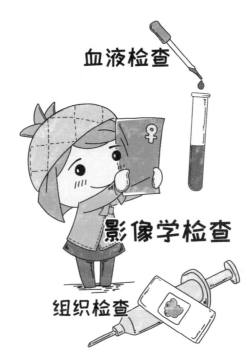

血液检查、影像学检查、组织检查

相对而言，乳腺癌转移复发率算低的。肿瘤是否复发，主要受肿瘤本身特性和治疗方法两方面的影响。

所有治疗结束的人，还是需要随时监控可能的身体信号，以便及时处理。

局部复发通常在治疗结束后 5 年内出现，表现为新的包块或淋巴结肿大，通常上面的这些检查，比如常规体检和乳房 X 线影像检查，通常就能发现苗头。

那如果不是局部复发，而是转移复发，怎么才能发现呢？

通常怀疑转移复发，是出现了某些症状，包括呼吸急促、体重快速下降、骨痛等。这主要是因为乳腺癌转移的最主要的 4 个器官是肺、肝、骨和脑。

需要说明的是，如果出现这些症状，比如突然哪里骨痛，千万不要恐慌。因为导致这类症状出现的可能性非常多，绝大多数时候并不是乳腺癌扩散了。但为了保险起见，您应该及时和医生联系，看是否需要做进一步的检查。

为了确认乳腺癌是否复发，医生需要做进一步的检测，包括：

- 血液检查（比如肿瘤标记物测试）
- 影像学检查（比如骨扫描、CT、PET 和 X 线检查）
- 组织活检

如果没有任何转移的症状，那大家做前面那些常规检查就好，不需要经常做血液或复杂的影像学检查（乳房 X 线影像检查除外）。

### 一类特别人群的随访

有一类乳腺癌康复者要特别注意后续检查，因为她们有很大可能会得第二次癌症。

那就是有家族史或明确遗传致癌突变，比如携带遗传性 BRCA1 或 BRCA 2 基因突变的人。

研究表明，与其他乳腺癌康复者相比，携带 BRCA1/2 基因突变的患者，在治疗成功后再次发生乳腺癌的风险更高。

一生之中，携带 BRCA1 / 2 突变的女性在一侧乳房切除后，另一侧再次发生乳腺癌的风险在 50% 左右。同时，有 BRCA1 / 2 突变的女性患卵巢癌的风险也显著增加。

怎么办呢？

除了和其他人一样积极随访，随时监控可能出现的问题，尽早发现，尽早治疗外，这些携带遗传性突变的女性也可以和医生讨论进行预防性乳房切除和（或）预防性卵巢切除的可能性。

美国影星朱莉就是这种情况。她在发现自己携带突变后，经过权衡，果断做了乳腺和卵巢的预防性切除，震惊世界。

当然，做不做手术完全是个人选择，与很多因素有关，包括个人对风险的理解和管理，对手术的态度，对人生的规划，等等。还是那句话，只要知道有哪些选择，每种选择有什么优缺点，那么无论做什么选择，都是正确的选择。

### 还有什么办法能降低复发的风险呢？

一些药物或许有帮助。

比如对于激素受体阳性亚型的患者，按规定服用内分泌治疗药物（他莫昔芬或芳香化酶抑制剂），能降低肿瘤复发或出现新的原发性乳腺癌的风险。

除此之外呢？

健康的生活方式是非常有效的办法。它不仅能降低复发风险，还能提高整体生活质量。下面几点，每一位乳腺癌康复者都应该尽量做到。

- 不吸烟

不仅自己别吸烟，还要离吸烟的人远点，避免二手烟。

- 控制体重

体重超标，尤其是肥胖会增加乳腺癌风险，还可能造成心血管疾病等其他问题。

- 吃健康的食物

不需要吃昂贵的补品或有机食物，而是要注意均衡饮食，保证每天都有大量的蔬菜水果。

- 少喝酒

酒精是明确的一级致癌物，与乳腺癌发生密切相关。大家应该尽量少喝酒，最好不喝。

- 定期进行锻炼

对 1.3 万名乳腺癌康复者研究发现，锻炼多的人复发率更低，生存期更长。

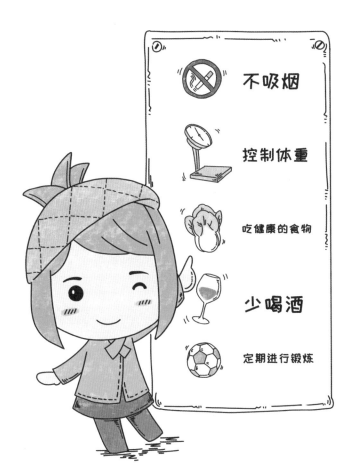

不吸烟

控制体重

吃健康的食物

少喝酒

定期进行锻炼

降低复发风险的办法

而且不需要高强度锻炼，只要每周进行几次 30 分钟的散步，就能显著提高生存率。每周锻炼超过 3 小时，可以降低 30% 的乳腺癌相关死亡率。

美国癌症协会对乳腺癌康复者锻炼的指导方案：

- 尽快恢复生病前的日常活动
- 有规律地进行体育锻炼
- 每周锻炼至少 150 分钟
- 每周考虑进行两次以上力量训练

个人建议，如果力量训练不是你的菜，那就多散步两次，每次 30 分钟。当然，按照中国国情，跳广场舞也是极好的选择！

小结

- 治疗后的随访是整体抗癌治疗的重要部分。做好随访，无论是对心理还是生理的健康都至关重要。
- 乳腺癌转移的最主要的 4 个器官是肺、肝、骨和脑、因此随访会着重进行相关的检测。
- 戒烟戒酒，健康饮食，控制体重，积极锻炼，能有效降低乳腺癌的复发概率。

# 乳腺癌患者的饮食指南

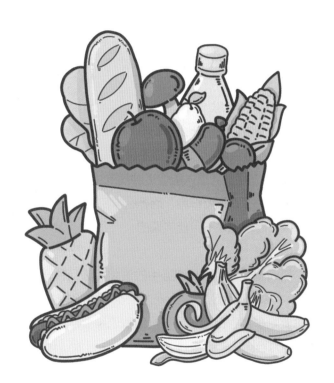

注：孙凌霞参与了本文写作。

饿死癌细胞？

中国癌症患者和家属，肯定听到过类似下面的这种说法：

"癌症患者不能吃发物！会引起复发！"

"癌症患者不能吃太好，最好全素，要饿死癌细胞！"

真的是这样吗？

毫无证据。

事实上，像"发物导致癌细胞复发""吃太好会导致癌细胞进展"这类说法，都是菠萝经常讲的典型"直觉思维"。

直觉思维就是大家听起来有道理，因此广泛传播，但其实谁也没有证据证明。就像微波炉致癌、酸性体质致癌、红薯防癌。

全是谣言。

我们真正需要的是"科学思维"，也就是客观数据说话。那么面对乳腺癌患者怎么吃这件事儿，数据告诉我们什么呢？

首先，欧美专业营养协会发布的《肿瘤患者营养支持治疗指南》中明确指出："目前没有任何证据表明充足营养摄入能促进肿瘤的生长。"

也就是说，大家"为了饿死癌细胞"而什么都不吃是没有必要的。

从科学上讲，饿死癌细胞是不可能实现的。

为什么呢？

大家想一想，癌细胞是什么？是细胞中的进化优势品种，具有很多正常细胞都没有的超强能力，比如不断繁殖、拒绝死亡、到处迁移等。

癌细胞确实需要吃东西，但问题是正常细胞也需要吃。癌细胞是进化优势品种，争夺营养物质能力也比正常细胞强。因此，一味限制饮食和营养，在"饿死"癌细胞之前，肯定会先饿死正常细胞。

很多人听说癌细胞喜欢吃糖，因此不吃碳水化合物，听起来不错，但事实上，如果彻底没有糖，最先饿死的，是脑细胞、心脏细胞和免疫细胞。通常情况下，大脑 90% 以上的能量来源都是葡萄糖！

面对抢夺能量的癌细胞，患者应该多吃还是少吃？

在美国，老百姓都不喜欢税务局，想象一下，每时每刻都有个叫"税务局"的家伙来抢我们的工资。那最好的办法是干脆不发工资，饿死税务局，还是多挣钱，保证被征税以后，大家依然有足够多钱维持正常生活？

面对癌症，类似的道理。我们的目标，不是搞死癌细胞，而是不让癌细胞搞死正常细胞。

因此，正常、均衡的饮食，绝对是更靠谱的选择。

不仅如此，均衡的营养对癌症患者的治疗和康复的顺利进行帮助非常大。营养充足、身体好的患者生活质量更高，对化疗、放疗、手术治疗的承受能力增强，治疗效果会更好，恢复也更快。

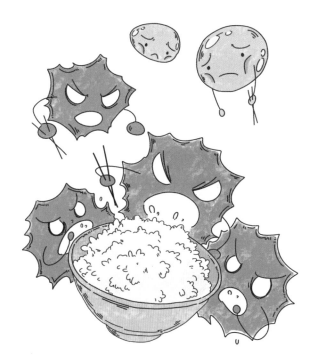

**癌细胞和正常细胞抢吃的，很厉害**

癌症患者如何吃

中国癌症患者真正需要担心的，不是吃得太好，而是营养不良！

大家一想到中晚期肿瘤患者，画面通常就是消瘦、有气无力、皮包骨头……因为营养不良是恶性肿瘤患者的最常见并发症。

原因是多方面的，一方面可能是肿瘤生长或者治疗影响内分泌，导致没有胃口，乳腺癌的很多治疗方法都会导致食欲下降；另一方面可能是疾病和治疗引起的某些症状，比如严重口腔溃疡和肠梗阻等，会影响食物摄取。

根据中国抗癌协会 2012 年对国内 2.7 万个癌症患者的跟踪研究发现，近 60% 的肿瘤患者存在中、重度营养不良，其中绝大多数都没有得到营养支持。据估计，大约 20% 的恶性肿瘤患者直接死于营养不良，可以说是"饿死"的。

在美国，营养支持是癌症综合治疗的一个重要组成部分。癌症患者治疗团队中，通常会有专门的营养师提供咨询和建议。

而在中国，肿瘤临床营养不太受重视，不仅患者不熟悉，很多医务人员也没有掌握正确的营养知识。比如，2013 年，对国内三级甲等教学医院 3000 多名医务人员的调查发现，大家关于肿瘤营养知识的及格率只有 35%。

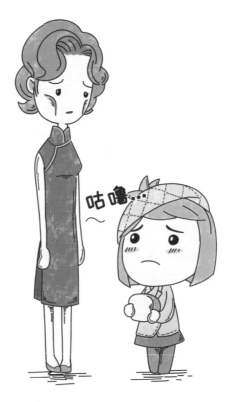

中国患者营养不足非常严重

　　所以，大家需要记住的，第一是营养和饮食对癌症患者的康复非常重要；第二是在癌症患者的营养支持上，咱们还有很多东西需要加油学习。请大家相信科学，不要盲目相信民间的各种传言和偏方。

　　癌症患者需要吃好，但到底怎样才能吃好呢？下面就是美国专业营养师给乳腺癌患者饮食的 14 条建议。

　　1. 营养要均衡，不要走极端。规矩太多，这个也不能吃，那个也不能吃；或者觉得人生苦短，无论什么东西，只要吃得下，统统都吃。这两种态度对治疗和康复都是不利的。

　　2. 忌口不要太严，食谱不要太窄。除非明确过敏或不耐受等情况，肿瘤患者没有哪一种食物是绝对不能吃的。推荐不吃的食物基本上是从食品安全的角度考虑。同时也没有万能的抗癌食物。绝不能只吃某一种"抗癌食物"。

　　3. 遵循"三多一少"。第一多，是多吃含优质蛋白质的食物，如鱼、蛋、肉、禽、奶；第二多，是主食多吃粗粮，如糙米、全麦馒头、全麦面条、玉米、红薯等；第三多，是多吃色彩丰富的蔬菜水果，每天一斤蔬果；一少，是少吃油炸、烟熏、烧烤、腌制食品以及深加工肉类，如香肠、腊肉等。

　　4. 推荐少吃多餐（每天 5~6 次，可以考虑 3 次正餐，2~3 次加餐）。如果食欲不佳，可以考虑用肠内营养制剂来替代（一顿不吃就补充 300~500 千卡 ① 的肠内营养制剂），另外，建议每周监测体重，如果体重一个月内下降超过 5%，建议在正餐之外添加补充肠内营养制剂，每天 500 千卡左右或者咨询临床营养师，制定具体方案。

　　5. 做法多样化。炖、炒、蒸等轮着来。一方面色、香、味俱全，可明显地增进食欲，另一方面又能使营养更加丰富和全面。尽量少用油炸，油炸食物气味比较大，会增加患者恶心呕吐的概率。

　　6. 制作流质食物。患者经常胃口不好，流质食物既能保证液体摄入，又可以增加一些营养摄入。很多食物都可以做成流质食物。比如不想吃水果的话，可以做成水果奶昔。不太推荐使用榨汁机，因为水果的营养成分不仅仅是果汁，还有果肉里的纤维，推荐用食物搅拌机把果肉和果汁都打到一起。流质食物也可以做得营养很丰富，成为家里自制的肠内营养补充剂，比如可以放蔬菜、水果、坚果、

―――――――――
① 　1 千卡 =4. 186 千焦

牛奶、豆奶、酸奶等；还可以做五谷杂粮糊糊等。

7. 帮助患者恢复运动。乳腺癌患者经过手术、化疗、放疗后，几乎都会伴随活动量和食欲同时缩减。家属可以帮助逐渐恢复活动量，从床上活动到室内活动，再到户外活动。运动量不用大，关键是动起来。运动起来还可以减少肌肉的损失，对治疗和康复都有着积极的作用，也能有效安全地缓解治疗后的淋巴水肿症状。

8. 注重食品安全。癌症患者治疗过程中免疫力通常会减弱，更容易被感染，因此一定要避免食物污染。蔬菜水果洗干净，削皮，接触食物的刀、案板，包括手都洗干净。生熟食分开存放和处理；不吃半熟的肉和蛋；不吃未经过巴氏杀菌的乳制品（比如牧场里新挤出来鲜奶就是不应该喝的）。

9. 谨慎对待保健品。从食物中补充所需的营养素，是最安全有效的方式。额外补充因人而异。乳腺癌患者的治疗方式，有的会对骨骼产生不利影响，但并不是吃维生素 D 和钙就一定有利无害的，请咨询营养师具体评估。另外，吃维生素或者其他植物提取物都要谨慎，最好咨询医生、营养师。最近有研究发现大量补充抗氧化剂，反而可能增加癌症转移。另外，一些维生素、植物提取物或中药会和治疗的药物有相互作用，会对药效有不利的影响。治疗期间服用任何补品，请务必和医生以及营养师交流。

10. 注意补品安全。如果经济允许，我不反对大家吃一些补品，但是有些常见补品，甚至高大上的补品很危险，要小心。比如冬虫夏草被明确指出有重金属中毒风险，加上价格昂贵、效果有限，实在没必要冒险。另外，补品不是药品，不能迷信，更不能用其替代正常饮食或肠内营养剂。

11. 坚持喝水。即使不想吃东西，也要保证水的摄入。如果食欲不太好，可以考虑在餐间饮水，用餐的时候干稀分开，不太容易有饱腹感，可以多吃一些。另外，食欲差的时候，饮水量可以一半由流质食物或奶制品等来代替。

12. 体重过低、过高都不好！健康的体重是良好治疗的保障，如果体重持续下降，或者体重显著上升，超过平常体重的 5%，都建议咨询临床营养师进行体重管理。体重下降和体重过重 / 肥胖都会对治疗和康复不利，体重影响复发率和死亡率。

13. 限制饮酒。研究表明，饮酒会增加乳腺癌的发生率和复发率。

14. 别忘记专业人士！每一个患者都有自己不同的情况，考虑咨询专业的临床营养师给出具体的个体化的指导和建议。

上面这些是比较普适的大方向原则，不仅对乳腺癌患者，其他癌症患者也可以参考。

祝大家早日康复。

**小结**

- 饿死癌细胞是不现实的，因为除了癌细胞，还有很多正常细胞也需要葡萄糖，包括对抗癌症最重要的免疫细胞。
- 中国缺乏临床营养支持，很多患者都营养不良，可以说最后是被"饿死"的。
- 14 条专业营养学的建议，帮助大家识别谣言，吃好喝好，早日康复。

心理康复

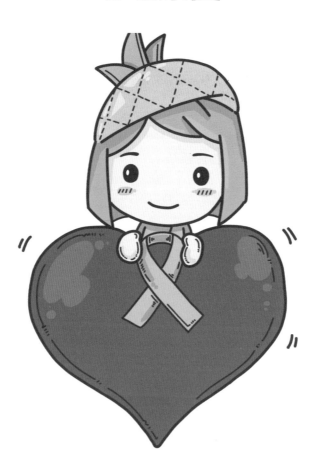

"菠萝，我妈三年前得了乳腺癌，所幸发现得早，而且是属于激素阳性亚型，治疗效果很好，我们都觉得应该算战胜癌症了。但现在她每天总胡思乱想，搞得我们都很难办。一会儿担心复发，一会儿担心别人歧视她，一会儿又担心我和妹妹遗传了不好的基因，也会得乳腺癌……感觉越来越难交流了，怎么办呢？"

我每天都收到类似的问题。无论是患者还是家属，在不同阶段都会面临各种各样的心理挑战，即使战胜癌症的康复者也不例外。

事实上，干掉癌细胞只是抗癌第一步，恢复生病前的状态则可能是更大的综合性挑战。

康复的心理建设在乳腺癌中尤其重要。因为乳腺癌是一个生存率相对高的肿瘤类型，尤其是对于早期乳腺癌，绝大多数都能被治愈。在医院的治疗结束后，大家就完成了"患者"阶段，而加入了另一个群体："癌症幸存者"（cancer survivor），或者用我个人更喜欢的词，叫"康复者"。

太棒了！终于不用再手术、化疗、放疗了！

这当然是天大的好消息！但抗癌是个系统长期工程，即使康复，身体内检查不到癌细胞了，大家依然需要继续学习，做好准备，因为距离真正的康复还有一定的距离。

其中最重要的，就是要准备好应付心理和情绪上即将到来的各种挑战。

## 乳腺癌患者常见社会心理问题

几乎所有的癌症康复者都将面临某些心理方面的问题，对于乳腺癌而言，由于涉及的器官比较敏感，还有些特别的地方。以下就是乳腺癌康复者可能遇到的一些最常见社会心理问题：

抑郁焦虑：据估计，70%的癌症康复者在某个时候都会经历抑郁症或焦虑症，原因各异。抑郁症和焦虑症不是简单的心情不好，随便安慰就可以疏解，而是一种需要专业干预，包括使用药物治疗的疾病。大家应该了解抑郁症和焦虑症的症状和诊断方法。短期情绪波动可以尝试自我疏解，比如运动、冥想等，但如果出现持续的抑郁和焦虑，请尽快寻求专业的治疗。一定记住，忧郁症和焦虑症通常不是自己就能搞定的。尤其出现自杀想法的时候，要知道是大脑在作怪，并不丢人，请赶快找专家交流治疗方案。

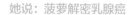 

害怕复发：你可能总是担心癌症某个时候会卷土重来，尤其是碰到某些节点的时候，比如复查之前、身体不舒服等，往往会触发这种感受。要缓解这个压力，除了寻求心理专家疏导，最有效的办法是学习、了解疾病，了解自己身体，就可以帮助区分是正常的身体变化，还是真正出现了需要向医生报告的严重症状。

担心家人：乳腺癌康复者经常会担心其他家庭成员，尤其是女儿或姐妹患乳腺癌的风险。首先大家要明白，绝大多数乳腺癌是随机发生的，与基因或家族史无关。但从统计上来说，乳腺癌康复者的家庭成员，包括姐妹、女儿和母亲可能患乳腺癌的风险确实会增加。而且患者 / 康复者自身越年轻，家人的关联风险越高。这种风险一是可能来自遗传因素（比如 BRCA 基因突变），二是可能来自共同的生活方式（比如爱喝酒）。大家应该了解乳腺癌主要内在和外在风险因素，需要的时候进行基因检测，可以更有效地判断家人是否有更高的风险。

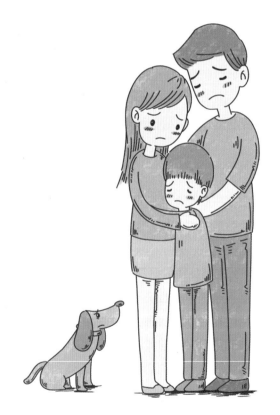

**患者除了担心自己，还经常会担心家人和孩子**

形象危机：对于经历过身体功能重大变化，比如乳房切除或截肢的康复者，可能会在治疗后自尊心受损，出现形象危机。很多乳腺癌患者在手术后，或者内分泌治疗后，可能会出现压力，觉得自己不再是健康的女人了，担心周围的人指指点点。大家对自己身体的负面印象可能会影响与周围亲戚朋友的亲密关系，也会影响大家对社交的渴望，康复者可能会变得更加孤僻，想倾诉但又不愿意面对。这个时候，比较有效的办法是亲人和康复者之间进行诚恳而开放的沟通。正视问题，反而可以帮助大家减少消极情绪。

关系危机：治疗结束后，你可能会强烈感觉到和家人、朋友或同事交流总是怪怪的。事实上，从癌症诊断开始，大家聊天的方式就完全不同了，比如他们可能会竭力避免和你讨论病情、讨论身体健康状况等。另一方面，你自己可能也不想和公司的上司或同事多谈癌症这个话题，因为害怕被歧视，受到不公正待遇。这个时候，最好的办法是寻找其他类似的癌症康复者，不仅疾病类似，更重要的是教育背景、家庭背景类似。交一些这样的新朋友，因为大家经历过同样的事，容易互相理解，也能开诚布公地谈论癌症这个话题。

幸存罪恶：有些人在康复后会有个挥之不去的问题，反复在心里问自己，那就是为什么自己能战胜癌症活下来，而其他类似的患者却去世了。大家在医院的时候都会遇到和自己差不多的患者，也会结交一些新的朋友。如果你身边关系特别好的患者去世的话，这个问题就会出现。如果长时间感到内疚，影响了正常生活，出现失眠、抑郁等症状，请及时向专业人士，包括心理治疗师、社会互助团体、相关公益组织寻求帮助。如果靠自己疏解，很可能效果不好。

## 康复同行人

总之，希望大家一定要记住，任何心理和情绪问题都很正常。这不是你个人有问题，而是普遍现象。这些问题不仅出现在乳腺癌康复者中，也可能出现在任何癌症，甚至任何重症的康复者中。幸运的是，社会上有很多专业和热心的人能帮你，积极寻求帮助一点也不丢人。

下面这些人都可以是你的"康复同行人"：

- 配偶
- 子女和父母

- 其他家庭成员
- 好朋友
- 同事
- 医务人员
- 心理治疗师
- 其他癌症患者
- 在线论坛成员
- 公益组织志愿者

从乳腺癌的阴霾中彻底走出来，需要巨大的勇气。即使治疗之后，还有很长的路要走，这是没有生病的人很难彻底理解的。

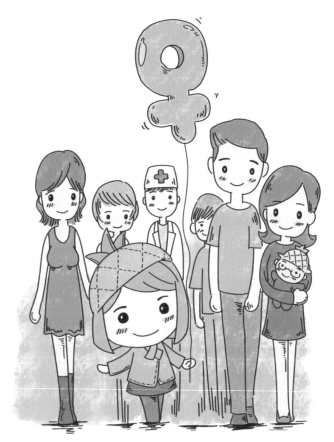

你不孤单，很多人同行

幸运的是，最难的部分已经过去，请大家务必坚定信心，一定能找回原来的生活，变成更好的自己。

大家一起努力，你并不孤单！

小结

- 癌症幸存者会出现各种各样的心理问题，这很正常。通过专业辅导，能更好更快地渡过难关。
- 抑郁焦虑，害怕复发，担心家人，形象危机，关系危机，幸存罪恶等都是乳腺癌幸存者常见的心理问题。
- 亲人，朋友，同事，各种团体伙伴都是"康复同行人"，不要孤独抗癌。

# 故事篇

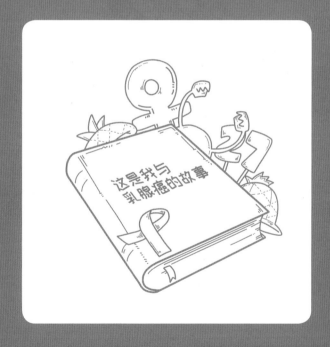

# 患癌之后

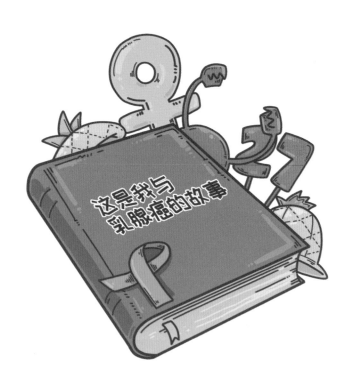

这是我与
乳腺癌的故事

文 | 司徒

忐忑不安的心情随着复查的结果渐渐平息下来了，说不紧张，那是骗人的。

这是术后一年的复查，虽然心里无数次告诉自己，结果一定会是正常的，但还是忍不住担惊受怕；特别是之前听说跟我同一时期出院的两个病友，她们一年后的复查都已经出现转移，我当时曾一度失眠，担惊受怕到寝食难安。

一年前那一幕幕痛苦不堪的回忆再一次浮现。

乳腺癌，世界最常见癌症之一，而且这些年发展的趋势越来越年轻化，在检查结果没出来的前一刻，我压根也没想到自己会跟它有什么联系。

27 岁，未婚未孕，生活还算规律，家里没有遗传病史，怎么就会得了这个闻者皆怕的病？很多人都难以相信，包括我自己，一开始羞于启齿，不敢跟别人说，其他朋友问我怎么了，不是匆匆断了后文就是转移话题。

那一段以泪洗面的日子只有经历过的人才能理解，我曾经憎恨上天，未曾许我荣华富贵、美丽智慧，连最后的健康都要剥夺。特别是在化疗那段日子里，头发大把大把掉落，时不时冒汗喘气，闻到肉味就忍不住想呕吐，背上冒出密密麻麻的痘痘……在我人生最阴暗的时候，我甚至想过从 14 楼跳下，把所有的痛苦一同埋葬。

## 确诊

其实我应该感到庆幸，庆幸自己能早些发现，很多女性朋友很好奇，为什么我能早发现？很多人问我是不是摸到了胸部硬块。

其实我自己也不确定是否有硬块，只不过是在穿内衣的时候发现胸部皮肤上有一个漩涡，一开始还以为是内衣没有穿好，调整过几次后都还是这样，而且来例假的时候会有一点点隐隐作痛，很多人都说来例假的时候胸部会有点胀痛是正常的，十个女人九个都会有乳腺增生，因此大部分人都不会去检查。

前两个月我自己也不重视，觉得对生活没有什么影响，更不会把它跟乳腺癌联想到一起。后来跟男朋友说起这回事，他鼓励我去检查一下以求安心，所以才有了后面这一系列的事。

庆幸手术后结果显示是早期，浸润性乳腺癌 IA 期，肿瘤还比较小，没有发生转移，做的是保乳手术，所以化疗方案主要是选择国产药紫杉醇为主。

### 术后

化疗最深刻的感觉是一整天都在打点滴，从早上9点开始，一直到晚上6点，打完葡萄糖注射液，又打生理盐水，还有紫杉醇脂质体（乳白色的液体，是化疗的最主要药物，而且滴点滴的时间不能少于3小时）。还有各种抗过敏的针，护士说会有各种副作用，比如头晕、呕吐、乏力、掉头发等。

值得欣慰的是我的反应都不算大，掉头发是在第二次化疗后才出现，看着稀稀疏疏的发丝，忍不住又哭了，哭完后自己却跑到楼下理发店里剃了个光头，理发店里的人惊讶得合不上嘴。

做完6次的化疗还要做25次放疗，又需要在肚皮上打戈舍瑞林试剂（俗称

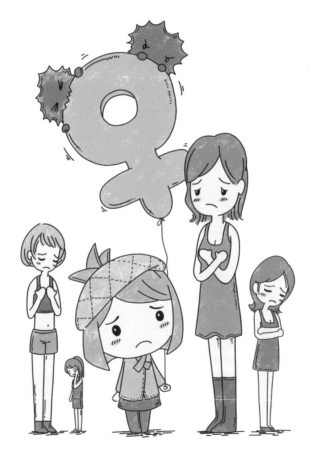

**很多年轻女性遭遇乳腺癌**

"肚皮针"），把卵巢冻结起来，避免生育能力受到破坏。后期还要进行内分泌治疗，要吃好多年的托瑞米芬片，而且这段时期内不能怀宝宝。

陪伴

我跟男朋友从大学期间由异地恋开始，到后来大家在同一个城市工作，前后一共持续了七年，原本计划着 2017 年 5 月 20 日去领证登记，却未曾想在 4 月份老天爷就给我泼了一大盆冷水，凉彻心扉，打得我措手不及。那时候心里还有另一个让我惧怕的声音：七年的感情能否经得起考验？多年的付出难道到头来竹篮打水一场空？

跟手术后的疼痛比起来，这更能击溃一个人的内心防线，你会觉得这是遥遥无期，看不到希望的生活一日复一日。所以那些天心情莫名的烦躁，忍不住的落泪，甚至对我妈大发脾气，人这一辈子或许能随意伤害的就是最亲的人了。

让人欣慰的是这一切都是我多虑了，是他们，一直在默默陪伴我，鼓励我，甚至还有朋友悄悄地送了花过来就离开了，他们很能理解我当时的心情，不想见其他人，也怕他们见到我最不堪的样子，怕他们眼中流露出来的那份怜悯，但他们给我的鼓励跟陪伴未曾中断过，以至于使我能这么快走出这段阴影。

很多朋友安慰我，说我比较积极乐观，其实低落情绪还是有的，做输液港内置插管手术，需要在颈下静脉跟胸锁骨处安置一条管子，用于后期注射化疗药物的，虽然做了局部麻醉，但仍能明显感觉到医生在拿刀割你的肉，却没有太多的痛楚，感觉像个活死人一样。加上我的血管比较细小，所以安置完之后感觉整个脖子都是疼的，头不敢向左扭转，而且走路都是缩着脖子走路，一拉伸都觉得扯着疼。睡觉只能保持一个姿势，不敢有大幅度的动作。

这时会想起隔壁床 71 岁的阿姨，第六次化疗了，都是自己一个人，没见到子女们出现，老伴会偶尔过来，但也帮不了什么忙，但她有一颗无比乐观的心，上手术台前都在整理帽子，人到这个年纪其实很多东西都看开了，像她说的，越紧张越不好，还不如安心听医生的安排，该来的迟早会来。或许人生该有几分这样的豁达，我的人生注定是要过得更加与众不同一些吧，每个生命都有属于自己盛放的姿态。

思量了很久，也得到了身边很多朋友的支持与鼓励，终于在微博上把自己从发现得病到后续的检查、手术、化疗、放疗一系列过程写了出来，没想到得到了很多网友的支持，还结识了好多同病相怜的朋友。当时很多朋友看了我的微博，她们坦言自己或者身边的人都曾得纤维瘤或是乳腺癌的，好在纤维瘤是良性肿瘤，通过手术，基本没有什么危险了。

## 收获

平时睡不着的情况下会看看男朋友从图书馆借来的书，李金锋写的《如何应对乳腺癌》让我对乳腺癌有了更深刻的认识，了解每个阶段需要配合的治疗、各种数值指标的含义，以及后期应该怎么去对待这种令人闻之色变的疾病。

乳腺癌，前期都是隐形的、无声无息，而且在很多人的观念里，它都是集中发生在 40 岁之后，或者是女人绝经之后，由于体内激素的变化引起的，所以年轻人根本都不会去考虑这回事。

我也未曾想过自己有一天会与它不期而遇，而且还是这么早的时间，这之前还特别注重身体的健康，去美容院做各种护理，但都无法阻挡它"宠幸"我。自问平时我也没有不爱惜自己的身体，几乎不熬夜，23：30 前都会入睡，不抽烟，酒也几乎不沾，辛辣高能量食物也少接触。

但老天爷不可能跟我开这么大的玩笑，反思这一年以来自己的作息跟生活，一周最多就煮一两次饭，几乎都是外面吃，有一段时间半夜会醒来，特别的清醒，想到接下来还有什么事情需要做、如何做，就会处于亢奋跟失眠状态。最近半年为了考证，下班回来都是把自己关在房间里，连最新的电视剧都没有时间去追。或许我现在需要的是调整一下自己的生活方式，放慢一些去感受它的不同吧……

生死有命，这一年以来，看到也经历过亲朋好友的过世，最深刻的是高中非常要好的同学吖公，重症肌无力，花一样的年纪，刚结婚没多久，也是来得那么突然，有时候半夜醒来想起她，胸口会堵得慌，不敢去删除那个头像，觉得她只是跟我开了一个玩笑，躲起来而已，微信那头不管我发了多少消息，都是永无回音的。同学的表哥，肝癌晚期；朋友的妈妈，肺癌晚期，都相继离开，我们这个年纪，开始要慢慢感受到亲人的离去，只是对我来说有点早了。

身边有一些女性朋友，在看到我的事例后很大一部分人都去医院做检查了，而且还拿检查的报告来询问我，向我请教，虽然说我对乳腺癌的认识还没有专业医生的九牛一毛，但这种被需要的感觉能给我莫名的鼓舞，我们同一时期住院认识的病友，后来大家组建了一个微信群，有事没事就在里面聊聊天，互报各自的治疗进度，以及有关预后的一些科普文章都会分享出来，大家互相鼓励着，也在默默努力着，不轻易让病魔给打倒。

时隔一年，以前觉得很痛苦、很煎熬的日子现在想想好像都不是什么大不了的事了，跟朋友聊天说起这事，他们都无法相信我是癌症患者，因为他们看到的都是我脸上阳光般的笑容，而我仿佛自己经历了九死一生后，竟然有淡淡的释然。特别是现在遇到什么困难，第一反应就是没什么大不了的，最艰难的时候都挺过来了，还有什么是能让人耿耿于怀的？

生死有命，富贵在天，生死不是我们可以掌控的，如何在有限的生命里度过无限的人生才是值得探究的学问，往往也是经历过了才懂得什么是最珍贵的，感恩生命、活在当下就是对生命最大的回馈！

# 我和妈妈一起抗癌的这五年

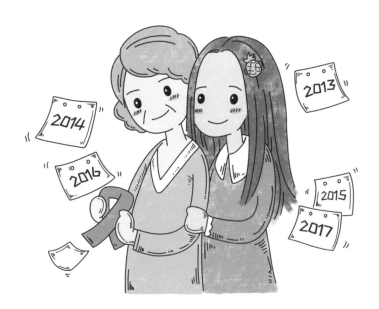

文 | 小花

## 确诊

26 岁那年，我过得十分恍惚，却又真实地可怕。

那时，我的美甲店刚关不久，手里有点积蓄，梦想着先吃喝玩乐个一两年，在国内四处走走，然后再考虑其他，或继续做生意，或找工作上班。

但梦想很快破裂。

2013 年 9 月的一天，我在洗澡时，无意间摸到右侧乳房有一个硬块，这与平时生理期会出现的硬块不太一样，感觉很奇怪。我反复触摸之后，心里没底，叫来妈妈，她看过后有些不放心，第二天一早就拉着我去医院做检查。

我属于那种长得比较纤瘦，但身体一直都很健康的类型，平时小感冒发烧吃药就能好，也从来没有去过医院，所以我跟家人都很乐观，认为这不是什么大事，打针吃药应该就能好。

一系列常规检查之后（最重要的是 B 超），医生拿着我的检查报告看了许久，然后面色凝重地告诉我，我必须尽快做组织活检，以确诊是否得了乳腺癌。当时我根本就不信，我身体那么好，那么年轻，怎么可能会得乳腺癌。医生也安慰我暂时不要想太多，也不一定就是坏结果。

这些乳房上的硬块，医学上称作"乳房包块"，大约 80% 的乳房包块都是良性的肿块，良性肿块中，比较常见的为纤维瘤或囊肿，这些都属于乳房的良性病变。即使触摸硬块的时候感觉到疼痛，也不需要太过紧张，因为只有 2%~7% 的疼痛性乳房包块最终会被确诊为乳腺癌。只是我的 B 超检查结果并不太好，医生非常担忧，"从目前的检查结果来看，乳腺癌的概率很高"。

看完 B 超结果，医生就立即为我安排住院，我当时并不是很清楚这意味着什么，所以整个过程有些恍惚。检查之前，我一直在安慰自己，一定不会有不好的结果。但事实证明，我确实是盲目乐观了。

住院后，我很快接受了穿刺活检，同时做影像检查 [ 主要是乳腺钼靶、磁共振成像（MRI）]，以帮助确定分型和分期。一个星期之后，我拿到病理报告，确诊三阳性乳腺癌 II-III 期(ER+, PR+, HER2+++)，并且伴随乳腺外的淋巴结转移。

乳腺癌中晚期！我无论如何也没有想到会是这样的结果。我跑去医院卫生间洗了一把脸，看着镜子里的自己，谁能想到 26 岁的年轻躯体下隐藏着这样的病症呢？然而癌症还不是最可怕的，更可怕的是对未来未知的恐惧和害怕。那个时候，我好些天都脑子昏昏沉沉，夜里难以入睡，白天也很难清醒。以往人们说"病来如山倒"，在那几天里，我深切体会到了身体和精神双重崩塌的感觉。

治疗

而在我消沉的时候，父母的陪伴显得格外小心翼翼。

住院的时候，妈妈搬了一个窄且矮的陪护床放在我的床位旁边，每日每夜都陪在我身边。一天深夜，我听见妈妈轻轻坐了起来，我并没有睡着，但闭着眼睛，她坐在自己矮床上，摸了摸我的手，然后把手放到了被子里，靠着我的床位坐了好久才睡下。

那一刻我内心突然变得十分平静且充满勇气，我妈妈原本敏感又脆弱，但每每在我的事情上，都能展现非凡的韧性，爸爸虽然沉默少语，但对我特别疼爱，如果我垮了，父母们该怎么办？更何况乳腺癌的 5 年生存率很高，三阳性更是不幸中的万幸，即便是中晚期，我也有很大的治愈率。

从那时起，我开始积极配合治疗。

我的肿瘤大小在 5 厘米左右，并且在影像检查中，已经可以明显看到淋巴结肿大，所以基本可以不用考虑前哨淋巴结活检（SLNB），很大概率会有淋巴结病灶转移。于是我在接受右侧乳房切除术的同时，做了腋窝淋巴结清扫术（ALND），在切除的 12 个淋巴结中，病灶转移了 8 个。

手术后疼了 3 天，两个引流管洞，有一个被感染，到现在愈合的伤口都非常狰狞。

术后接受了辅助治疗（adjuvant therapy），分别为 6 个周期的化疗和 25 次放疗。

化疗方案为 AC-PH 方案，即多柔比星（A）+ 环磷酰胺（C）+ 紫杉醇（P）+ 曲妥珠单抗（H）（也就是赫赛汀）。6 个周期的化疗，每个周期 21 天，一般来说一个周期结束之后会直接进入下一个周期，但如果你的白细胞指数太低，医生会暂停化疗，给你打升白针，等到白细胞升上去后再继续化疗。这种白细胞指数降低的情况被称为骨髓抑制，是化疗常见的副作用反应。

骨髓抑制是指骨髓中的血细胞前体的活性下降。我们血液中的红细胞和白细胞都源于骨髓干细胞。这些血细胞寿命比较短，常常需要不断补充。为了达到及时补充的目的，作为血细胞前体的干细胞必须快速分裂。化学治疗和放射治疗以及许多其他抗肿瘤治疗方法，都是针对快速分裂的细胞（不单是癌细胞），因而常常导致正常骨髓细胞受抑。

一般的骨髓抑制，打升白针就行，但是因为我产生了严重的骨髓抑制，白细胞指数降低到 0.4，所以需要住院静脉输液来将白细胞升上来。

同时我打了戈舍瑞林试剂（又称"肚皮针"），这是一种卵巢功能抑制剂，可以降低化疗对生育能力的损害。如果我是绝经后确诊，那么就不需要打卵巢功能抑制剂，但我才 26 岁，以后依旧希望拥有自己的孩子。

生病之前，我有一个感情很好的男朋友，生病之后，我毅然和他分了手，恋爱和婚姻对我来说已经有点不现实了，接下来我至少有 5~10 年的抗癌路要走，生病吃药期间也不能怀孕，要坚持下去太难了，不如提前放手。

爱情可以放手，但生命不能，所以我会竭尽所能地活下去，而且活得好。

## 以后的坚持

关于化疗的副作用，医生说根据每个人的体质不同，有不一样的副作用，但有 70%~80% 的人会掉头发，我也不例外，我失去了原本浓密的头发，皮肤也变得蜡黄，外形的改变对我来说或许还可以忍受，但有一个副作用让我的生活都受到不小的影响。

前面说到我术后产生了严重的骨髓抑制，白细胞降得很低，即使到了 2018 年的今天，我的白细胞一直在 2~2.5 徘徊，而正常值是 4~10。这让我很长时间没有办法工作，经常低烧，容易感冒，容易感染，不能太过劳累，直到前不久，我才找到一份相对轻松的工作。

化疗结束后，我坚持吃了一年的 HER2 靶向药赫赛汀（Herceptin），此外需要吃 5 年的内分泌药物和生育能力保护药物，也就是卵巢功能抑制剂 + 芳香化酶抑制剂 5 年。完成 5 年治疗后，如果耐受性良好，可以考虑延长内分泌治疗到 7~10 年。

卵巢功能抑制剂我用的就是戈舍瑞林试剂，4 周一次，要去医院打针，有了工作之后请假打针就比较麻烦。而芳香化酶抑制剂，一开始我用了一年的法乐通，后来改用了依西美坦片。

医生还为我搭配了每 3 个月一次的唑来膦酸来预防癌细胞骨转移，因为我属于乳腺癌中晚期，而骨转移是乳腺癌血行转移中最常见的转移途径，所以很有预防的必要。

但是我在乳房切除之后，出现了疼痛综合征。

什么叫乳房切除后的疼痛综合征呢？

有研究表明，20% ~30 % 的女性乳腺癌患者手术后会发生乳房切除后疼痛综合征。乳房切除后疼痛综合征的典型症状是疼痛和胸壁、腋窝或手臂的刺痛感；或在肩部，或是手术瘢痕，也会感到疼痛。其他不适包括麻木、剧痛或刺痛、奇痒难忍。对大多数有乳房切除后疼痛综合征的女性来说，症状并不严重。

为什么会产生痛感？具体原因尚不清楚。就我而言，我患病时比较年轻，并进行过完整的腋窝淋巴结清扫，且在手术后进行过放射治疗，相比一般的乳腺癌患者，更可能产生乳房切除后疼痛综合征的问题。直到现在，我依旧经常出现腋窝神经痛，右侧上臂和手掌浮肿的问题。

### 妈妈的突然疼痛

就这样到了 2016 年，乳腺癌治疗进行到第三年，我的治疗效果一直很好，每半年复查一次，各项指标都在逐渐恢复，于是我开始考虑做乳房重建。

之所以当年没有跟随手术一起做乳房重建，主要是因为费用问题，我的家庭只是普通工薪阶层，积蓄不多，更加雪上加霜的是，我因为一直自己开店，并没有为自己购买医保，手术以及后续治疗所花费的高额费用，已经让家里负债。这几年终于好了些，病友推荐了上海九院，他们的乳房重建术非常著名。

可就在我为乳房重建做各方面了解的时候，妈妈突然觉得右胸疼痛。这一丝疼痛，让我们敏感的神经一下子又紧绷起来。

我在治疗过程中参加了上海粉红天使基金会，加入了病友互助群，累积了丰富的乳腺癌知识。我妈妈在照顾我的过程中，也已经非常了解这个疾病。乳腺癌有遗传的可能，我的发病期如此提前，有没有可能有遗传因素呢？如果有，妈妈的年纪正处于乳腺癌的高发年龄段，这次的乳房疼痛，有没有可能也是乳腺癌？我陪着妈妈赶紧去社区医院做了 B 超，看了 B 超结果，社区医生觉得不太好，但并不确定，建议我们去大医院重新检查一下。

但大医院的钼靶检查结果却是好的！

然而我们很清楚这个结果并不能让人放心，因为亚洲女性的致密性乳房以及其他因素，钼靶结果并不是特别准确，加上我妈妈的 B 超结果让人担忧，所以我们要求医生做了一个穿刺活检。

一个星期后，妈妈被确诊 HER2 阳性乳腺癌！但属于原位癌伴微浸润，是乳腺癌 IA 早期，5 年生存率高达 100%！

这一刻我甚至有些庆幸自己生病，在我的治疗过程中，最深刻地体会就是面对疾病，绝大多数的恐惧和害怕都源于无知。如今，因为有了对乳腺癌知识的了解，我妈妈能早发现、早治疗，已经算非常幸运了。然而癌症给我们的"惊喜"没有结束，妈妈确诊乳腺癌之后，医生立即准备做切除手术，手术前全身检查，居然查出了妈妈的右肺上有原发性肺腺癌。医生综合手术方案，决定两个手术一块做，同时切除右侧乳房肿瘤以及右肺下叶。

术后妈妈在镇痛棒基本无效的情况下，忍着剧痛过了 5 天，经历过手术的人，才能理解那是怎样的坐卧难忍，我和爸爸都非常心疼。几天之后，妈妈紧接着做了 12 个周期的小化疗，又用了一年的赫赛汀靶向治疗。

## 新生之路

这时离我化疗结束已经 3 年，原本失去的头发，已经长出来不少，而妈妈化疗后也开始掉头发，面对这种情况我们已经平和了很多，学会了如何苦中作乐。我会带着妈妈去假发店，挑选不同样式和颜色的假发，拍美美的自拍照，然后发到朋友圈，收割一圈亲朋好友的赞美。

年轻的时候，为了追求快意的人生，便肆意地挥霍，熬夜，吃火锅、油炸食品，百无禁忌，然后生命便给我上了一课。如今，我几乎换了一种生活方式，每天早睡早起，饮食健康，适当运动。我在自律中找到了和身体更好的沟通方式，也让我的这些年，既是不幸的，又是幸运的。很快就是我与乳腺癌抗争的第五年，这些年我坚持吃药，定时复查、体检，没有发现任何复发、转移的迹象，已经完全可以把自己当成一个健康人对待，因为胜利离我已经不远，乳腺癌的抗争之路即将结束，而我的新生才刚刚开始。

# 24 岁，我在美抗癌的这一年

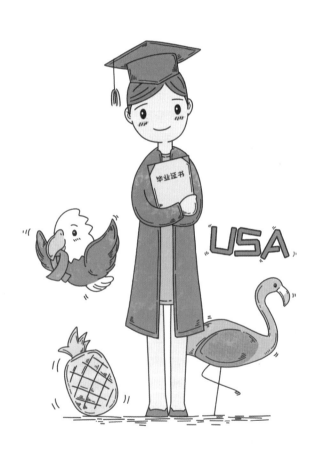

文 | 大萌倩

**确诊**

我，24 岁，18 岁高中毕业来到美国留学，患病的时候正是一名在读博士生。

从小身壮如牛，我生过最大的病是感冒发烧。饮食健康，定期运动，无不良嗜好，偶尔熬夜。无法理解乳腺癌这个词为何会与我有关系，可是这个世界上大多数事情往往都无法解释。

一切都发生得很突然。

我自检时摸到了右乳硬块，或是出于马虎，抑或是出于心存侥幸的讳疾忌医，我安慰自己也许是正常的生理周期导致的。可是随着时间一天一天过去，我没有等来想要的结果。

在我男友的催促之下，我预约了医生。超声波、钼靶、活检，检查一项一项做下来，在每一次医生告诉我不能确诊需要进行更多检查的消息里，我隐隐感觉到了事态正在朝着坏的方向发展，而事情的恶化最终会在某一个临界点忽然如同雪崩般急速坍塌。

等待活检结果的那几天，空气里无处不是焦虑和不安。那种对未知审判的恐惧，将我残存的理性一点一点蚕食殆尽。白天无心工作，晚上夜不能寐。恐惧会见缝插针地在下一秒冒出来。

但是当最坏结果来临时，我却出乎意外地倍感轻松，如同你绞尽脑汁想要算计的对手，今天跟你打明牌了。当我看到病理报告是三阳的时候 (ER+, PR+, HER2+++)，我甚至觉得很幸运，上天让我抓了副烂牌，可这或许是烂牌里情况最好的那一种。

**接下来怎么办？**

在美国生活的第 6 个年头，我第一次进医院。

作为留学生，学校担心你无力承担高昂的医疗费，会有强制性的健康险。在得病之前，我对美国医疗的了解仅仅停留于同学和网络上的奇闻轶事，比如去急诊室输液，第二天收到天价账单。为避免这类情况地发生，我逐字逐句地研究起了健康保险的条款。

学校为我购买的医疗保险是属于 PPO 类型，这类保险可以去任何医院和诊所治疗。具体是哪间医院或者哪位医生，取决于是否与所属保险公司有合约，可以划归为"网络内"或者"网络外"。如果选择网络内的机构，报销的比例高、自付比例低。不仅如此，医疗保险有一个最强大的条款，便是每年有一个maximum-out-of-pocket（最高自付额度），每年在患者自付了一定的额度之后，剩下的医疗费用全部由保险公司承担。

用我自己举例，如果我在加州大学系统的任何一家医院治疗，每年最多支付2000美元；其他医院，350美元封顶。这个费用，就算是对于一个念博士的学生来说，也就是两个月的工资而已。打消了经济上的顾虑，我便着手开始了我的治疗之路。

首先，如何选择医院和医生。

刚开始，我或许同许多国内的患者一样，大病一定是往大医院跑，医生一定要找业内首屈一指的专家。我所在学校的附属医院（当地排名第一）为我推荐了一位刚刚新招来的年轻女肿瘤医生艾琳（Erin）。艾琳对待患者非常热情、细致。我的第一次问诊，足足谈了两小时，从疾病本身、治疗方案、临床试验可能性到心理建设，包括伴侣关系、人际圈对我的支持，等等。

不同于我对一般癌症治疗的认知，她给出了先化疗、再手术的方案，这样的化疗称为新辅助治疗（neoadjuvant therapy）。可是正因为她的年轻，我当时对此方案保持怀疑态度，便陆续问诊了加州其他5位业内专家，寻求second opinion（第二方案）。5位专家都给出了相同的新辅助治疗方案：化疗和靶向治疗联合用药 (cocktail) TCHP (Taxotere、Carboplatin、Herceptin、Perjeta，即多西他赛、卡铂、赫赛汀、帕捷特)；接着手术（全术切或者保乳术）；术后使用赫赛汀一年。并且我有幸见到了最先提出这 cocktail 疗法的医生之一，她称这个治疗方案是 No-brainer，俗称"无脑上"。

除此之外，值得一提的是，所有医生一致要求我务必在开始真正治疗之前做两件事情：

第一，基因检测咨询，特别是 BRCA1、BRCA2，这对后续治疗方案有指导性意义。

对于第一条，国内大部分患者，甚至医生都认为没有必要。在美国，这却是一项乳腺癌患者（或者有家族史的非患者）必经的测试。其必要性在于：

- 对于 BRCA 突变阳性的乳腺癌患者，医生建议的手术方案一定是双乳全切 (bilateral mastectomy)。
- BRCA 突变会导致罹患卵巢癌概率增加，所以医生会建议在某一时刻 (40 岁) 实施卵巢切除手术，此前必须密切随访。
- 针对 BRCA 突变的药物可以给患者带来潜在的好处。

第二，看生育科医生，做必要生育风险告知，以及相关 fertility preservation (保留生育能力) 的措施 (如冻卵)。

我成为癌症患者之前，也是癌症患者家属，但我可以说对第二条闻所未闻。

许多化疗药物会有生育毒性 (gonadal toxicity)，随着癌症发病的日趋年轻化，以及各种癌症预后的改善，这一条对于患者以后长期生存的生活质量有至关重要的影响。

在美国，有专门为癌症患者提供服务的癌症生育咨询科 (oncofertility)，相信在国内对于癌症患者生育咨询也会逐渐完善。但现在而言，辅助生育措施 (例如冻卵)，在国内仍是一个模糊地带：按照卫生部出台的《人类辅助生殖技术规范》，医疗机构不允许给单身女性实施人类辅助生殖技术。

生育科咨询的情况总结如下：

- 化疗药物对于女性生殖系统的损害往往是不可逆的，大多数绝经前 (premenopausal) 的患者，在接受化疗之后，会有更年期提前或者化疗诱发的永久性闭经的风险。
- 保留生育功能可以帮助因为癌症治疗导致不孕或者延误了生育窗口的女性获得拥有自己孩子的可能性。

在这些初次问诊的经历里，我学到了很多。我深切地体会到了每一个医疗决策后面的"有据可依"：大到化疗用药，小到是否打升白针，医生都给我提供了相关的论文资料，对于论文的缺点都进行了讨论。

这种深度的参与感，让我感觉自己不再是一个不幸地被动接受治疗的患者，也让我有了强烈的掌控自己健康的信心。

在此基础之上，我逐渐开始感受到了美国医疗资源的丰富、平均、精确和一致性。医院的条件、医生的技术不再是我最优先考虑的因素，决定我选择的因素是交通的便利与医生团队的投入程度。我最终选择了学校的附属医院，选择了那位年轻的女医生，后来事实证明，我做了最好的选择。

**在治疗之前，我成为了 8 个小生命的"妈妈"**

每个女人从新生儿期卵巢内约有 200 万个未发育的原始卵泡。经历儿童期直至青春期，卵泡数量进一步减少到 30 万～ 50 万个。各种激素水平作用下，从青春期开始，绝大多数卵泡在发育的各个阶段退化闭锁，每个月有 15 ～ 20 个卵泡继续发育成长，使卵巢内同时存在多个处在不同发育时期的卵泡，但是通常只有一个发育成优势卵泡，并排出其中的卵细胞，即卵子。当育龄女性因为恶性肿瘤接受化疗时，某些类别的药物会对卵泡造成影响。其结果就是导致身体里的卵泡被提前用光，这样闭经年龄就提前了，甚至直接导致绝经。

那冻卵又是什么原理呢？

上面提到的，对一个女性而言，每个月通常有 15~20 个卵泡发育成长，不过最终只有其中一个卵泡能排出卵子 。促排卵就是利用这十几个本不能排卵的卵泡，让它们在人工注射的激素刺激下，发育成熟，孕育卵子。网上有很多信息，诸如"本来一个月只排一个卵，你现在排 10 个，提前透支了卵巢，会对身体造成伤害，加快衰老"，都是没有根据的无稽之谈 。

一言以蔽之，促排卵并非"揠苗助长"，而是"废物转化"。当卵泡在药物的作用下发育好了，医生会择日安排取卵手术。这个手术加上麻醉、准备大概用时 1 个小时。医生会用一根直径不到 2 毫米的穿刺针通过阴道穿刺到卵巢内取出成熟的卵子。取出的卵子可以被冷冻保存起来，这些卵子也可以先进行人工受精，形成受精卵，分化到一定的程度再冷冻。有需要的时候，解冻卵子（受精卵），移植进母体。

这种生育保留措施可以让很多年轻女性从容面对癌症治疗所带来的生育风险。不仅如此，对于基因突变（如 BRCA1/2）携带者，可以经过活检方法，筛选没有遗传突变的受精卵，进一步控制癌症遗传风险。

整个冻卵的过程，是一次很"特别"的体验。排卵针是每天自己在小腹进行皮下注射，一连打 1~2 周，期间 2~3 天复查一次，监测卵泡发育以及血液中不同激素含量。待到时机成熟，一次全麻手术"卸货"。我的医生成功取出了 13 颗卵子，其中 8 颗成功受精并且分化。在正式开始癌症治疗之前，我骄傲地成为了 8 个正在孕育着的小生命的"妈妈"了。

## 我还是原来的我

取卵手术的第三天，医生马不停蹄地安排了第一次化疗。

化疗之前，我在脑海里无数次想象过化疗之后情景：

终日卧床，无法自理，痛不欲生，不成人形……

我是个务实的人，根据医生给我的建议，我非常仔细地安排着"化疗之后事"：我买了冰棒（减少口腔金属味）、漱口水（预防口腔感染）、灭菌喷雾、止泻药、抗过敏药、止疼药；给我的猫洗了澡，把手机设上紧急呼叫联系人。全副武装迎接这场战斗。

然而情况并没有想象那么糟。整个化疗做下来，除了头发掉光以外，我没有太大的化疗副作用。甚至到后来，我很期待每一次治疗。一方面，我能摸到我的肿瘤在变小，证明癌细胞在凋亡；另一方面，我清楚，看那一袋袋价格远超黄金的液体输入自己的身体，不知为何，我有种自己身价也在暴涨的感觉；最后，化疗时有各种饮料、小零食，有时候还有狗志愿者每个隔间地去提供"特殊服务"，对我来说有无比的心理疗愈功能。

此外，化疗期间，我干过很多"不像化疗患者的事"。我去夏威夷火山公园徒步 16 公里看火山入海，在零下 10℃的太平洋高地等了 3 个小时日出，且坚持每星期去游泳池游泳 3000 米，几次开两小时的车去吃正宗的麻辣川菜。除了头发掉光了之外，我感觉自己仍然是个正常人。这一点给了我极大的心理暗示和信心，正是因为没有了身体上的不适，我也不太把自己当患者看，这种正面的反馈机制让我内心安定、充满力量。

虽然化疗的不良反应程度因人而异，我的医生团队在这方面也做了非常细致入微的方案和安排。在每一次化疗结束后 24 小时都进行了升白针 (neulasta) 的注射，以维持免疫功能；每次化疗之前会使用止吐药、抗过敏药以及地塞米松。而对于饮食，除了生食不建议吃之外，其他百无禁忌。我的主治医生一再向我强调要 stay active（保持运动），无论是遛弯也好，剧烈运动也好，只要能让自己动起来，便是好的。

**毕业典礼**

我很顺利地度过了 4 个月的化疗、手术以及后来的放疗。在最后一次放疗的那一天，护士们为我准备了一次特殊的毕业典礼。在美国，每一位结束癌症治疗的患者，都会进行一个敲钟仪式 (ring the bell)，标志着癌症治疗的结束和新生活的开始。

我含着热泪敲响了钟，等候区的患者、前台的护工，还有医生、护士都向我鼓掌祝福。我从我的护士手里接过毕业证书，并且跟她拥抱。

为了不让家里担心，我向父母隐瞒了我的病情。没有了家人的支持，独居异乡，在这可谓是没有家人的半年里，我的医生、护士、志愿者如同我的亲人一般。他们经常会打电话询问我身体状况，问我男朋友什么时候来看我，问我父母在国内好不好，问我爸爸的身体怎么样。虽然我从家到医院走路只需要 5 分钟，每次化疗结束，志愿者都想要开车送我回家，甚至想要帮我买菜做饭。

我现在仍然分不清楚这是他们专业素养的一部分，还是他们发自内心的对患者的同情和关怀。后来，我从一位哈佛医学院的朋友那里得知，他们医学院教育非常重要的一环就是建立和维持与患者之间的关系，与患者相处的每一个细节都大有学问。举个简单的例子，比如患者坐着说话，那么医生就不能站着，这样会有居高临下等级感。医生必须也坐下，或者蹲下，保持与患者的眼睛在同一高度，这样能让患者感到舒适自在，有利于医疗过程的开展。

**新药，未来可期**

2017 年 7 月，在我刚刚结束所有治疗之后，美国 FDA（食品药品监督管理局）就通过了一种针对 HER2 扩增的口服化疗新药 Nerlynx (neratinib, 那来替尼) 用于预防乳腺癌的复发。临床试验显示，对于我这种二十几岁的高危人群，Neratinib 可以降低将近 30% 的 5 年复发率，然而最主要的副作用就是腹泻 [1]。

---

[1] MARTIN M, HOLMES F A, EJLERTSEN B, et al. Neratinib after trastuzumab-based adjuvant therapy in HER2-positive breast cancer (ExteNET): 5-year analysis of a randomised, double-blind, placebo-controlled, phase 3 trial [J]. Lancet Oncol, 2017, 18(12): 1688-1700.

2018 年 2 月，在我完成最后一次赫赛汀治疗之后，我开始了一年的 Nerlynx 疗程，因为药物太新了，而此药又需要在赫赛汀治疗结束一年之内开始，所以我是整个校医院第 12 位使用此药的患者。相比于国内许多具有先进医疗资源的大城市，在美国治疗的最大优势就在于新药能迅速临床运用。前一个月还是论文里的药物，下一个月可能就在患者手里了。

新药的出现，使得我的治疗仍在继续。回望癌症治疗的这一年，如同一场真真切切的梦，更像是一场无疾而终的无妄之灾。近几年来癌症新药的井喷，免疫治疗、基因编辑技术的成熟更让我对未来怀着无尽的期望。

就如同当年敲响的钟上刻着的铭文：

My treatment is done.

This course is run.

And now I'm on my way.

# 姐姐也确诊乳腺癌之后，
# 我才发现真相

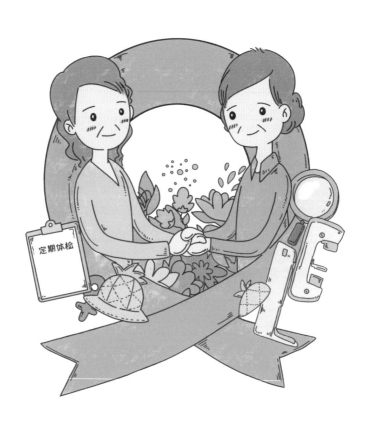

文 | 陈贞贞

## 确诊

我今年 54 岁，3 月初的时候，已经治疗了 4 年的乳腺癌意外复发，将我原本就艰难的生活拖向了更加艰难的境地。

但我还活着。

只要还有办法活着，我就会继续坚强地活下去。

如果回顾这几年的生活，给我最大的一个感触便是：我觉得现在的孩子都很幸福，他们中的大多数都会比我们这辈人活得长。

为什么？因为我们那个年代的人，很多都不知道什么时候该做疾病筛查，每年至少一次的体检更是没当回事，往往疾病发生的时候，都比较晚了。

我已经经历了 4 年的乳腺癌治疗，其实如果提早做筛查的话，很有可能在乳腺癌早期就能得到很好的治疗。但我以前根本不知道还有乳腺癌早筛这回事，经过 4 年的治疗和学习，我算是积累了不少乳腺癌知识，希望更多像我这样的人，能通过早筛，将癌症扼杀在摇篮里。

不同国家的疾病筛查指南都不同，这是根据各个国家的发病年龄制定的，中国女性乳腺癌的发病高峰比美国提前了 10 年，高发年龄段为 49~59 岁。

**那么中国的乳腺癌筛查指南建议是什么呢？**

40 岁及以上的女性，每一到两年要做一次乳腺癌筛查，主要筛查手段为乳腺钼靶检查，如果你是致密性乳房，那么就建议加上 B 超一起联合检查。但如果你属于高危人群，就一定要提早筛查。

不过说到这里，还是有很多人对**高危人群的定义**不了解，到底拥有怎样的特征会被定义为高危人群呢？满足以下几个特征的一定要注意，你可能就"高危"了。

（一）有明显的乳腺癌遗传倾向者，以下情况满足一个或多个：

1. 具有血缘关系的亲属中有 BRCA1/ BRCA2 基因突变的携带者。

2. 发病年龄小于等于 45 岁。

3. 发病年龄小于等于 50 岁，且双乳发病。

4. 发病年龄小于等于 50 岁，且有一个或多个乳腺癌发病的近亲。

5. 发病年龄不限，同时有 2 个或 2 个以上的近亲患有任何发病年龄的乳腺癌和（或）卵巢上皮癌、输卵管癌、原发性腹膜癌。

6. 近亲中有男性乳腺癌患者。

（二）既往有乳腺导管或小叶不典型增生或小叶原位癌 (lobular carcinoma in situ，LCIS) 的患者。

（三）以前进行过胸部放疗。

——菠萝注

希望大家都能拥有忧患意识。

前面说到我们这代人很多都不把体检当回事儿，我便是这么一个例子，在患病前，我大概有 20 多年没去过医院。判断自己身体状况的 3 个"指标"——精神好、胃口好、睡得好。

所以 2014 年 4 月 15 日（我清楚地记得这个日期），当我摸到右侧乳房有一个大拇指节大小的硬块的时候，我以为这只是个单纯的乳腺增生，联想到自己当时快 50 岁了，正是更年期经期紊乱、将停未停的时候，我几乎可以肯定自己的判断。

但我姐姐到底年长一些，她说你这个摸着不对劲，必须去医院看看。

治疗

那时候谁都没想到一个星期之后，我便躺在了手术台上。

可笑的是当时去医院检查，我还是冲着乳腺增生去的。没想到医生做了触诊之后，紧接着给我做了 B 超和穿刺活检，结果可想而知：**恶性肿瘤，（右乳腺）浸润性导管癌 II 期，乳腺癌类型为激素受体阳性（ER+）**。

4 月 18 日出病理报告，23 日就开始做右侧乳腺改良根治术，最后切出来的肿瘤体积 2cm×2cm×1.7cm，32 枚淋巴结中，10 枚病灶转移。

我无法描述当时的心情，只记得术后的伤口很疼，引流管插在身上，我根本不敢动。不知道是否因为我年纪比较大，所以恢复地比别人慢些，我现在像穿衣服、洗澡这类需要抬胳膊的活动，都必须有人帮助，否则胳膊就抬不起来，有一种又麻又涨又疼的感觉。虽然术后的疼痛综合征很多人都有，但是像我这般影响到生活的其实还是比较少。

当时我在深圳做了手术，但是由于先生工作等其他原因，后续治疗我是在广州军区总医院做的。

比较庆幸的是，我的化疗反应比较轻。在经历过放疗和 8 次化疗之后，除了掉发和一段时间的低烧之外，没有其他比较大的反应，胃口也相对还好。化疗结束之后，我坚持打了 3 年的肚皮针（戈舍瑞林试剂），吃了很久的枸橼酸托瑞米芬片，每 3 个月做一次癌症复查。

就这么过了 3 年多，如果没有发生转移，说不定再过几年，我就会完全健康，但是，好多故事总有但是，我希望我的故事可以例外，但是它没有。

## 复发

2017 年年底，我觉得颈部和腰部有些痛，摸着也有些硬硬的，但是我并没有往别的地方想，因为一个多月前，也就是 11 月中旬的时候，我刚在广州这边的三甲医院做过复查，一切结果良好。正好那段时间我有个同学颈椎病很严重，她跟我聊病情的时候，我觉得我跟她的症状很像，难道我也有颈部和腰部的骨质增生？

于是 2018 年 3 月的时候，我就去医院看了看。

PET/CT 的检查之后：**全身多处骨病灶代谢活跃，脊椎病灶部分侵犯椎间孔及邻近椎旁肌肉**！

乳腺癌术后 4 年了，我居然发生了骨转移！

我赶紧重新做了穿刺活检，结果在送检的 28 个淋巴结中，13 个病灶转移，浸润性导管癌 II 期，确认乳腺癌复发！

任何人在面对癌症复发这种事都不可能冷静，特别是我这 4 年真的非常认真在治疗。那个时候的那种情绪根本忍不了，只要有一丝空闲的时间，脑子里的第一个念头就是为什么我这么认真治疗还会复发？为什么命运对我这么不公平？每天的情绪都很歇斯底里，但我上有老下有小，我希望告诉我的父母还有孩子们，我可以挺过去，你们不要担心，但我每天都觉得自己做不到，那种感觉真的非常糟糕。血压也经常受到心情影响，高压一直在 140mmHg 以上居高不下，有一种控制不住心跳的感觉。

后来我也索性不忍了，我非常需要情绪宣泄，比如哭。当我哭的时候，我姐姐就抱着我跟着一起哭。现在想来真的感谢我的家人朋友，两个儿子也很懂事，否则真的撑不下去了。

冷静下来之后，我开始了复发治疗。

**什么是骨转移?**

乳腺癌骨转移多为多发性溶骨性病变，作为复发转移性乳腺癌来说，已经算是全身性疾病了。

*不过也有误诊的情况，有些患者在溶骨病变治疗后的修复可以在影像学中表现为过度钙化而被误诊为成骨性改变。对这部分患者应追溯其首诊时的 X 线片是否有溶骨性改变。*

*——菠萝注*

其实骨转移比起内脏转移已经算是幸运了，因为它本身不会直接对生命，构成威胁，但是会出现非常严重的骨痛，伴有疼痛的骨转移会严重影响患者生活质量，比如我当时走路已经很疼痛了，上下楼梯都非常困难，需要依靠儿子在旁边搀扶，才能勉强走得动路。

为了缓解疼痛，控制肿瘤进展，并且预防骨并发症，医生帮我换了药。

我开始每个月去医院注射一次氟维司群，再加上我已经发生骨转移，所以在药物的选择上，医生帮我选择了狄诺塞麦，它比起常用的唑来膦酸更有助于预防骨折的发生。

尽管这样，癌细胞的控制效果似乎还是不好，医生开始考虑给我用靶向药爱博新，说是靶向药，更准确一点说，这是一款 **CDK4/6 抑制剂**。

*CDK4/6 抑制剂说到底就是针对 CDK4 和 CDK6 两个蛋白的靶向药物。*

*这两个蛋白对细胞生长非常重要，它们控制着细胞每次分裂，包括 DNA 复制的整个"细胞周期"。很多癌细胞都非常依赖 CDK4/6，如果阻断了这两个蛋白的活性，这些癌细胞无法正常生长，甚至可能会死亡，于是就产生了 CDK4/6 抑制剂。*

*——菠萝注*

我是激素受体阳性的乳腺癌患者，幸运的是 CDK4/6 抑制剂联合内分泌治疗对于激素受体阳性的乳腺癌来说，肿瘤控制效果好，医生觉得非常适合我现在的情况。

但之所以还只是考虑使用，其实是因为这款药刚刚在中国上市，未入医保，我如果吃这个药的话，经济压力会比较大，但是没有办法，我想要活下去，砸锅卖铁我也得吃。

## 家人的支持

我特别感谢我的家人，但特别对不起我爸爸。

我是家里最小的一个，家庭条件比哥哥姐姐都要差一些，得了这个病之后更是如此。我爸知道了这个药的价格之后，把他所有的存款都给了我，希望我能好好活下去。

但是，我 2018 年 3 月被检查出癌症复发，他在 5 月就去世了。80 多岁的人，身体也不好，有心脏病，结直肠动过一次手术，前列腺癌动过一次手术。但是在我生病的这些年，愣是自己倔强地放弃治疗，把自己全部的积蓄都留给了我。我无数次地问自己：你到底何德何能让父亲为你这样牺牲？但是我这辈子都得不到答案了。

我姐姐从知道我生病开始，给了我非常多的帮助，带我去检查，陪我做手术，陪我哭，一边上班，还一边给我做饭、洗衣服。后来我去了广州治疗，也是想要减轻她的负担，不希望她这么累。

我自从接受了化疗之后，产生了一个很奇怪的副作用，那就是我不能盯着电子屏幕看太久。就连看电视都会产生眩晕的感觉，就跟晕船的人坐了船一样，一看久就会东倒西歪站不住，所以我就索性"戒了"电视，手机也仅限于打电话、发短信。

再加上我腿脚不太好，平时打针出门都是我先生陪伴的。在我先生去上班的时候，我基本不能走太远的路，所以我也不能去参加一些互助会，不能去听癌症科普。但是我也想弄清楚在抗癌这件事情上，我自己到底能不能为自己做点什么。

于是我开始积极地进行心理调节，看很多癌症励志书籍，按时吃药打针，并且开始研究更加健康的饮食方式，名副其实地开始养生起来。

我从来都以为好人会有好报，很多时候事实也证明的确如此，但有时候现实就是和这句话背道而驰。谁也没有料到，在我确诊乳腺癌的两年之后，也就是2016年的时候，我姐姐也被检查出左乳的乳腺癌！

我姐姐的乳腺癌被检查出来的时候还是早期，治愈率几乎高达百分之百，算是不幸中的万幸。但是她左侧乳房改良术进行之后，恢复得比较艰难，因为她从小胃就不好，化疗之后更是经常吃不下东西，整个人都憔悴了许多。

我跟我姐姐相继检查出乳腺癌，意味着我们的近亲都属于高危人群，哥哥姐姐的孩子们听了医生的建议，已经开始提前做乳腺癌筛查，希望以后能有好的结果。

用了新药之后，我的骨转移控制得还不错，虽然不知道有没有可能治愈，什么时候能够治愈，但是我觉得我并不孤独，我跟我姐姐因为生病似乎更加亲近了，很多个时刻都是互相扶持着走过来的，相信以后还会有更长的路要走。

我到现在都记得爸爸的教导，他说既来之则安之，我已经是54岁的人了，在这4年的抗癌经历中，或多或少已经学会了如何带癌生存。也许战胜乳腺癌也算是一项人生的考验，挺过去，便还有可期的未来，还能寻觅到其他意想不到的快乐，所以希望你们也不要放弃，癌症并不是最可怕的，最可怕的是还没有开始抗癌，你就已经认输了。

# 参 考 文 献

[1] CHEN W, ZHENG R, BAADE P D, et al. Cancer statistics in China, 2015[J]. CA Cancer J Clin, 2016, 66(2): 115-132.

[2] NATIONAL CANCER INSTITUTE. Cancer Stat Facts: Female Breast Cancer[OL]. SEER Cancer Statistics Review, 2018. https://seer. cancer. gov/statfacts/html/breast. html.

[3] FIDLER M M, GUPTA S, SOERJOMATARAM I, et al. Cancer incidence and mortality among young adults aged 20-39 years worldwide in 2012: a population-based study[J]. Lancet Oncol, 2017, 18(12): 1579-1589.

[4] NOONE A M, HOWLADER N, KRAPCHO M,et al. SEER Cancer Statistics Review, 1975-2015[C]. National Cancer Institute,Bethesda, September 10, 2018.

[5] National Cancer Institute . Cancer Stat Facts: Female Breast Cancer [OL]. SEER Cancer Statistics Review, 2018. https://seer. cancer. gov/statfacts/html/breast. html.

[6] WARNER E. Breast-Cancer Screening[J]. N Engl J Med, 2011, 365:1025-1032.

[7] LOCONTE N K, BREWSTER A M, KAUR J S, et al. Alcohol and Cancer: A Statement of the American Society of Clinical Oncology[J]. J Clin Oncol, 2017, 36(1): JCO2017761155.

[8] ISLAMI F, GODING SAUER A, MILLER K D, et al. Proportion and number of cancer cases and deaths attributable to potentially modifiable risk factors in the United States[J]. CA Cancer J Clin, 2017, 68 (1) :31.

[9] LOWRY S J, KAPPHAHN K, CHLEBOWSKI R, et al. Alcohol Use and Breast Cancer Survival among Participants in the Women's Health Initiative[J]. Cancer Epidemiology Biomarkers & Prevention, 2016, 25 (8): 1268.

[10] REEVES G K, PIRIE K, BERAL V, et al. Cancer incidence and mortality in relation to body mass index in the Million Women Study: cohort study[J]. BMJ, 2007, 335(7630): 1134.

[11] FU L, KETTNER N M. The Circadian Clock in Cancer Development and Therapy[J]. Prog Mol Biol Transl Sci, 2013, 119: 221-282.

[12] STRAIF K, BAAN R, GROSSE Y, et al. Carcinogenicity of shift-work, painting, and fire-fighting[J]. Lancet Oncol, 2007, 8(12): 1065-1066.

[13] AUNE D, VIEIRA A R, ROSENBLATT D A N, et al. Fruits, vegetables and breast cancer

risk: a systematic review and meta-analysis of prospective studies[J]. Breast Cancer Res Treat, 2012, 134(2): 479-493.

[14] CHEN M, RAO Y, ZHENG Y, et al. Association between soy isoflavone intake and breast cancer risk for pre- and post-menopausal women: a meta-analysis of epidemiological studies[J]. PloS one, 2014, 9(2): e89288.

[15] WADA K, NAKAMURAK, TAMAI Y, et al. Soy isoflavone intake and breast cancer risk in Japan: from the Takayama study[J]. Int J Cancer, 2013, 133(4): 952-960.

[16] MOUTSATSOU P, PAPOUTSI Z, KASSI E, et al. Fatty acids derived from royal jelly are modulators of estrogen receptor functions[J]. PloS one, 2010, 5(12): e15594.

[17] GEORGIEV D B, METKA M, HUBERJ C, et al. Effects of an herbal medication containing bee products on menopausal symptoms and cardiovascular risk markers: results of a pilot open-uncontrolled trial[J]. Med Gen Med, 2004, 6(4): 46.

[18] GRUBE B J, ENG E T, KAO Y C, et al. White button mushroom phytochemicals inhibit aromatase activity and breast cancer cell proliferation[J]. Journal of nutrition, 2001, 131(12): 3288-3293.

[19] SHIN A, KIM J, LIM SY, et al. Dietary mushroom intake and the risk of breast cancer based on hormone receptor status[J]. Nutrition and cancer, 2010, 62(4): 476-483.

[20] BURKMAN R, SCHLESSELMAN J J, ZIEMAN M. Safety concerns and health benefits associated with oral contraception[J]. American Journal of Obstetrics and Gynecology, 2004,190(4 Suppl):S5-22.

[21] BASSUK S S, MANSON J E. Oral contraceptives and menopausal hormone therapy: relative and attributable risks of cardiovascular disease, cancer, and other health outcomes[J]. Annals of Epidemiology, 2015, 25(3):193-200.

[22] WENTZENSEN N, BERRINGTON D G A. The Pill's gestation: from birth control to cancer prevention[J]. Lancet Oncology, 2015,16(9):1004-1006.

[23] Collaborative Group on Hormonal Factors in Breast Cancer. Breast cancer and hormonal contraceptives: collaborative reanalysis of individual data on 53,297 women with breast cancer and 100,239 women without breast cancer from 54 epidemiological studies[J]. Lancet, 1996, 347(9017):1713-1727.

[24] HUNTER D J . COLDITZ G A, HANKINSON S E. Oral contraceptive use and breast cancer: a prospective study of young women[J]. Cancer Epidemiology Biomarkers and Prevention, 2010,19(10):2496-2502.

[25] MICHELS K A,PFEIFFER R M, BRINTON L A, et al. Modification of the associations

between duration of oral contraceptive use and ovarian, endometrial, breast, and colorectal cancers[J]. JAMA Oncology, 2018.

[26] HAVRILESKY L J, et al. Oral contraceptive pills as primary prevention for ovarian cancer: a systematic review and meta-analysis[J]. Obstetrics and Gynecology, 2013,122(1):139-147.

[27] MURPHY N, XU L, ZERVOUDAKIS A, et al. Reproductive and menstrual factors and colorectal cancer incidence in the Women's Health Initiative Observational Study[J]. British Journal of Cancer, 2017,116(1):117-125.

[28] Breastcancer. org. Genetics[OL]. http://www. breastcancer. org/risk/factors/genetics.

[29] ROBSON M, IM S A, SENKUS E, et al. Olaparib for Metastatic Breast Cancer in Patients with a Germline BRCA Mutation[J]. New England Journal of Medicine, 2017, 377(6): 523.

[30] MCCABE N, TURNER N C, LORD C J, et al. Deficiency in the Repair of DNA Damage by Homologous Recombination and Sensitivity to Poly(ADP-Ribose) Polymerase Inhibition[J]. Cancer Res, 2006, 66(16): 8109-8115.

[31] U. S. Preventive Services Task Force. Archived: Breast Cancer: Screening[OL] . https:// www. uspreventiveservicestaskforce. org/Page/Document/UpdateSummaryFinal/breast-cancer-screening.

[32] HOOLEY R J, DURAND M A, PHILPOTTS L E. et al., Advances in Digital Breast Tomosynthesis[J]. American Journal of Roentgenology, 2017; 208: 256-266.

[33] DUPONT W D, PAGE D L, PARL F F, et al.Long-Term Risk of Breast Cancer in Women with Fibroadenoma[J]. N Engl J Med. 1994 Jul 7;331(1):10-15.

[34] CARTER C L, CORLE D K, MICOZZI M S, et al.A prospective study of the development of breast cancer in 16,692 women with a benign tumor in the breast[J]. Am J Epidemiol 1988;128:467-477.

[35] LEVI F, RANDIMBISON L, TE V C,et al.Incidence of breast cancer in women with fibroadenoma[J]. Int J Cancer, 1994, 57(5):681-683.

[36] CARTER B A, PAGE D L, SCHUYLER P, et al.No elevation in long-term breast carcinoma risk for women with fibroadenomas that contain atypical hyperplasia[J]. Cancer, 2001, 92(1):30-36.

[37] SONNENBLICK A, FRANCIS P A, AZIM H A, et al. Final 10-year results of the Breast International Group 2-98 phase III trial and the role of Ki67 in predicting benefit of adjuvant docetaxel in patients with oestrogen receptor positive breast cancer [J]. European Journal of Cancer, 1990, 51 (12): 1481-1489.

[38] YERUSHALMI R, WOODS R, RAVDIN P M. Ki67 in breast cancer: prognostic and

predictive potential [J]. The Lancet. Oncology, 2010, 11 (2): 174-183.

[39] FINN R S, MARTIN M, RUGO H S, et al. Palbociclib and Letrozole in Advanced Breast Cancer[J]. N Engl J Med, 2016, 375:1925-1936.

[40] TURNER N C, RO J, ANDRÉ F, et al. Palbociclib in Hormone-Receptor-Positive Advanced Breast Cancer[J]. N Engl J Med, 2015, 373:209-219.

[41] DICKSON M A, SCHWARTZ G K, KEOHAN M L, et al. Progression-Free Survival Among Patients With Well-Differentiated or Dedifferentiated Liposarcoma Treated With CDK4 Inhibitor Palbociclib[J]. AMA Oncol, 2016, 2(7): 937-940.

[42] SLAMON D J, LEYLAND-JONES B, SHAK S, et al. Use of chemotherapy plus a monoclonal antibody against HER2 for metastatic breast cancer that overexpresses HER2[J]. N Engl J Med, 2001, 344(11): 783-792.

[43] SLAMON D, EIERMANN W, ROBERT N, et al. Adjuvant Trastuzumab in HER2-Positive Breast Cancer[J]. The New England Journal of Medicine, 2011, 365(14):1273-1283.

[44] MA F, LI Q, CHEN S S, et al. Phase I Study and Biomarker Analysis of Pyrotinib, a Novel Irreversible Pan-ErbB Receptor Tyrosine Kinase Inhibitor, in Patients With Human Epidermal Growth Factor Receptor 2-Positive Metastatic Breast Cancer[J]. J Clin Oncol, 2017, 35(27): 3105-3112.

[45] ROBSON M, IM SA, SENKUS E, et al. Olaparib for Metastatic Breast Cancer in Patients with a Germline BRCA Mutation[J]. N Engl J Med, 2017, 377:523-533.

[46] LITTON J K, RUGO H S, ETTL J, et al. Talazoparib in Patients with Advanced Breast Cancer and a Germline BRCA Mutation[J]. N Engl J Med, 2018, 379:753-763.

[47] WANG W, ERBE A K, HANK J A, et al. NK Cell-Mediated Antibody-Dependent Cellular Cytotoxicity in Cancer Immunotherapy[J]. Frontiers in Immunology, 2015, 6:368.

[48] BOERO S, MORABITO A, BANELLI B, et al. Analysis of in vitro ADCC and clinical response to trastuzumab: possible relevance of FcγRIIIA/FcγRIIA gene polymorphisms and HER-2 expression levels on breast cancer cell lines[J]. Journal of Translational Medicine, 2015, 13:324.

[49] ADAMS S, SCHMID P, RUGO H S, et al. Phase 2 study of pembrolizumab (pembro) monotherapy for previously treated metastatic triple-negative breast cancer (mTNBC): KEYNOTE-086 cohort A[J]. J Clin Oncol, 2017, 35 (suppl; abstr 1008).

[50] SCHMID P, CRUZ C, BRAITEH F S, et al: Atezolizumab in metastatic TNBC: Long-term clinical outcomes and biomarker analysis[C]. 2017 AACR Annual Meeting, Washington, DC. 2017, 4. Abstract 2986.

[51] TOLANEY S, SAVULSKY C, AKTAN G, et al. Phase 1b/2 study to evaluate eribulin mesylate in combination with pembrolizumab in patients with metastatic triple-negative breast cancer[C]. 2016 San Antonio Breast Cancer Symposium; San Antonio, TX. 2016, 12. Abstract P5-15-02.

[52] ROSENBERG S A, PACKARD B S, AEBERSOLD P M, et al. Use of tumor-infiltrating lymphocytes and interleukin-2 in the immunotherapy of patients with metastatic melanoma. A preliminary report[J]. N Engl J Med, 1988, 319:1676-1680.

[53] YANG J C, ROSENBERG S A. Adoptive T-Cell Therapy for Cancer[J]. Adv Immunol, 2016, 130:279-294.

[54] ZACHARAKIS N, CHINNASAMY H, BLACK M, et al. Immune recognition of somatic mutations leading to complete durable regression in metastatic breast cancer[J]. Nat Med. 2018, 24(6):724-730.

[55] PDQ® Adult Treatment Editorial Board. PDQ Breast Cancer Treatment During Pregnancy[C]. National Cancer Institute, Bethesda, September 4, 2018.

[56] JOHNSON S B, PARK H S, GROSS C P, et al. Use of Alternative Medicine for Cancer and Its Impact on Survival[J]. J Natl Cancer Inst, 2018, 110(1): E401.